10 000 MORTS
SUR ORDONNANCE

Du même auteur
au **cherche midi**

Libérez le médecin qui est en vous, 2017
Enfin guérir, 2014
La Fabrique des malades, 2013
Santé : la démolition programmée, 2011
Ces médicaments qui nous rendent malades, 2009

SAUVEUR BOUKRIS

10 000 MORTS SUR ORDONNANCE

Comment les éviter ?

Préface du Pr Patrice Queneau

le cherche midi

Vous pouvez consulter notre catalogue général
et l'annonce de nos prochaines parutions sur notre site :
www.cherche-midi.com

92, avenue de France
75013 Paris

Mis en pages par Soft Office – Eybens (38)
Dépôt légal : mars 2021
ISBN : 978-2-7491-6523-3

À mes enfants Benjamin, Emmanuel et Victoria pour leur laisser des traces et des souvenirs, aussi futiles soient-ils.

Pour Dominique qui a toujours cru en moi.
Merci pour ta patience.

PRÉFACE

Le trop d'expédients peut gâter une affaire.
On perd du temps au choix, on tente, on veut tout faire.
N'en ayons qu'un, mais qu'il soit bon.

Jean de la Fontaine, *Le chat et le renard,*
quatorzième fable du Livre IX,
second Recueil des Fables, 1678.

Le Dr Sauveur Boukris est ce médecin expert chevronné, homme de science et de conscience, de confiance et de bon sens, qui nous apporte son témoignage précieux. Je lui adresse ma reconnaissance d'avoir rédigé ce nouveau livre exigeant et utile pour freiner ce qu'il nomme l'« épidémie silencieuse et méconnue » des accidents médicamenteux dans leur fraction évitable.

Prescrire aujourd'hui c'est savoir choisir la stratégie la plus adaptée à chaque malade à chaque instant de sa maladie. Finalité de la médecine, la thérapeutique s'enrichit chaque jour de nouveaux médicaments dont la performance impose une rigueur maximale dans leur maniement. Ainsi, la prévention des accidents thérapeutiques est-elle un impératif éthique à l'égard des malades en même temps qu'une source d'économies pour la société.

Peu après les premières publications américaines, nous fûmes parmi les tout premiers à tirer la sonnette d'alarme dès 1992. Notre publication à la tribune de l'Académie nationale de médecine d'une enquête transversale montrait qu'environ 6 % des malades hospitalisés « un jour donné » dans 44 services de médecine interne français l'étaient pour un accident médicamenteux[1]. Puis, en 1997, Jacques Barrot, ministre du Travail et des Affaires sociales, et Hervé Gaymard, ministre délégué à la Santé, m'ont fait l'honneur de me confier une mission sur « la iatrogénie médicamenteuse et sa prévention » qui m'a permis de rédiger en 1998 un rapport ministériel[2], que j'ai également remis à Bernard Kouchner, devenu ministre de la Santé.

Malgré ces cris d'alarme – et tant d'autres, de la part des centres régionaux de pharmacovigilance, de l'Agence nationale de sécurité des médicaments (ANSM), des enseignants de pharmacologie et de thérapeutique... – l'épidémie sournoise allait continuer à sévir.

1. P. Queneau, J.-M. Chabot, H. Rajaona, C. Boissier, P. Grandmottet, *Iatrogénie observée en milieu hospitalier I* - À propos de 109 cas colligés à partir d'une enquête transversale de l'APNET, *Bull. Acad. Nat. Méd.*, 1992, n°4, 511-529, et « Iatrogénie observée en milieu hospitalier II – Analyse des causes et propositions pour de nouvelles mesures préventives », *Bull. Acad. Nat. Méd.*, 1992, 176, n°5, 651-667.

2. P. Queneau - *Rapport de mission sur la iatrogénie médicamenteuse et sa prévention*, La Documentation française, 1998.

Aussi ce livre vient à point nommé pour relancer l'attention sur ces *10 000 morts sur ordonnance*, en France, tragédie équivalente à celle du crash d'un Airbus A380 (d'environ 500 places) tous les quinze jours. Le Dr Sauveur Boukris aborde opportunément ce drame sociétal qui peut toucher chacun de nous et notamment les personnes âgées. Il évoque sans ambages les imprudences et les erreurs de prescription, ainsi que les surprescriptions dans le cas de polymédications excessives, d'autant plus dangereuses qu'elles concernent des médicaments très consommés (anti-inflammatoires, psychotropes...) et/ou à marges thérapeutiques étroites, sans oublier ce qu'il dénomme les « drogues sur ordonnance ». Sauveur Boukris ajoute le rôle des automédications inappropriées, les risques de certains compléments alimentaires ou encore le fléau des médicaments falsifiés qu'il qualifie de « médi-crime ».

À l'origine des accidents évitables figure l'indispensable et objective formation initiale et continue des médecins et des autres personnels de santé (pharmaciens notamment, infirmiers...). Il en est de même de l'importance de l'éducation thérapeutique des malades, copilotes de leurs traitements au cours des maladies chroniques et trop souvent victimes de surconsommations médicamenteuses, en France notamment. On ne soulignera jamais assez enfin l'indispensable nécessité d'une information objective, concrète et claire de tous les citoyens (dès le lycée) : « Qu'est-ce qu'un médicament ? » La formation et l'information sur le médicament, c'est la clef !

Comment s'étonner dès lors que de nombreuses hospitalisations soient dues à des accidents médicamenteux, souvent évitables, ce qui n'est aucunement méconnaître le progrès thérapeutique, cause majeure de l'amélioration de la durée et de la qualité de vie, tout du moins dans nos sociétés occidentales.

Enfin, le mérite du Dr Boukris est grand d'avoir souligné, en pleine concordance avec mes travaux, trois « réflexes » majeurs de tout médecin :

– le « réflexe iatrogène » : devant tout symptôme ou presque, se poser la question : « Et si c'étaient les médicaments ? »

– chercher à « déprescrire » tout traitement inutile, a fortiori inutilement dangereux. Je vais surprendre le lecteur car j'ai la fierté d'avoir été le premier auteur à utiliser « déprescrire » dans le titre d'un article scientifique en langue française. C'était... il y a seulement 16 ans lorsqu'en 2004, j'ai proposé à *La Presse Médicale* un éditorial que j'avais intitulé : « La thérapeutique est aussi la science et l'art de "dé-prescrire"[3]. » Et là, stupeur, le comité de lecture exigeait que je change mon titre, car *déprescrire* était un mot inconnu, ce que j'avais pu vérifier moi-même en ayant questionné l'Académie française. Utiliser le mot « déprescrire », finalement accepté avec des guillemets par l'éditeur, dans le titre d'un article scientifique, fut donc une première. Ce mot a depuis lors beaucoup cheminé. Il est désormais mentionné dans le dictionnaire de l'Académie nationale de médecine[4]. Merci au Dr Boukris d'enrichir sa flamme.

– notifier les accidents médicamenteux directement aux centres de pharmacovigilance. Bien qu'en progression, le nombre des notifications doit être augmenté pour

3. *La Presse Médicale*, 33, 2004, p. 583-585.
4. https://dictionnaire.academie-medecine.fr/index.php?q=déprescrire

mettre en lumière la réalité actualisée des bénéfices/risques des médicaments.

« Mobilisons-nous pour agir sur la sécurité pour lutter contre le fléau de l'iatrogénie médicamenteuse, enjeu de santé publique. » Ainsi conclut le Dr Sauveur Boukris. Je le remercie de m'avoir sollicité sur ce sujet qui est au cœur de mes préoccupations depuis… plus d'un demi-siècle !

Toute mon estime à lui d'avoir rédigé cet ouvrage qui pose les bonnes questions, interpelle l'opinion et offre des propositions concrètes. Je formule le vœu que ce livre rencontre un large public, de nature à enrichir le débat pour améliorer le « bon usage du médicament ».

Pr Patrice Queneau,
membre de l'Académie nationale de médecine

INTRODUCTION

Il y a une dizaine d'années, j'écrivais un ouvrage, *Ces médicaments qui nous rendent malades*, dans lequel je dénonçais les effets indésirables des médicaments et mettais en cause l'industrie pharmaceutique qui pousse à leur consommation. J'avais évoqué aussi les grandes affaires médiatiques comme celle du MEDIATOR, qui a fait plusieurs milliers de victimes. Dix ans après, la situation n'a pas beaucoup évolué : on consomme toujours trop de médicaments. La France reste le leader européen de la consommation médicale, toutes spécialités confondues. Aujourd'hui, je souhaite informer et alerter l'opinion sur les effets indésirables et les accidents médicamenteux, graves et parfois mortels, véritable épidémie silencieuse et méconnue qui touche des milliers de personnes en France. Ces effets indésirables graves et ces accidents médicaux mortels, que l'on nomme iatrogénie médicamenteuse, ont plusieurs origines : la surconsommation de produits, la polypathologie des personnes de plus de 65 ans, les interactions médicamenteuses, auxquels s'ajoutent la pénurie, le détournement et les erreurs de médicaments.

La revue *Prescrire* publie chaque année la liste noire des médicaments dangereux. En 2020, pas moins de 112 médicaments (contre 82 en 2019) actuellement commercialisés en France figurent sur cette liste. Et pour la grande majorité d'entre eux, on a signalé un rapport bénéfice/risque défavorable dans toutes les indications de leur autorisation de mise sur le marché. Aucune classe thérapeutique n'est épargnée : médicaments cardiologiques, anti-inflammatoires, psychotropes, diurétiques, etc.

Pourtant, le phénomène des accidents médicamenteux potentiellement mortels n'est pas nouveau : déjà en 1998, la commission Kouchner reconnaissait que si « les chiffres de la mortalité sont impossibles à établir dans l'état actuel des données, dans l'approximation très large, il est toutefois permis de craindre que plusieurs milliers de malades ne décèdent chaque année en France par iatrogénie, dont une fraction serait évitable... Incontestablement, des hospitalisations sont prolongées, des réinterventions sont nécessaires, des souffrances et des décès sont occasionnés du fait des accidents iatrogènes[1]. »

La canicule de 2003 a provoqué près de 15 000 morts et cela a soulevé l'indignation. Aujourd'hui, les médicaments provoquent autant voire plus de décès et tout se passe sans bruit. Vingt ans après le rapport Kouchner, on continue à mourir en France d'iatrogénie médicamenteuse. Vingt ans après, nous ne disposons toujours pas de données épidémiologiques précises sur le sujet. Y a-t-il une culture de secret dans ce domaine ? Y a-t-il une omerta sur cette question des effets indésirables des médicaments ? Les intérêts

1. Déclaration de M. Bernard Kouchner, ouverture de la 3e conférence nationale de santé à Paris le 22 juin 1998.

économiques sont-ils si importants que l'on ne veut pas évoquer ces dangers ?

L'iatrogénie, souvent imprévisible, fait partie du pari global de toute thérapeutique. Elle devient en revanche inacceptable dès qu'un bénéfice réel ne saurait être attendu, du fait soit d'une prescription non justifiée, soit d'un traitement prescrit ou maintenu dans des conditions ne permettant pas ou plus d'attendre ce bénéfice. Cette iatrogénie a priori évitable est un fléau, malheureusement peu étudié en France. « Son ampleur est considérable » écrivent Bernard Bégaud et Dominique Costagliola dans leur rapport sur la surveillance et la promotion du bon usage du médicament en 2013 ; ils ajoutent : « On ne peut que regretter que, faute d'incitation et de financement, aucune étude, d'envergure et rigoureuse, n'ait été menée en France sur les conséquences, en termes individuels, de santé publique et de coûts évitables, des prescriptions inappropriées et de l'usage non conforme[2]. »

Par conséquent, les effets indésirables des médicaments, par leur ampleur, leur gravité et leur coût, représentent un véritable enjeu de société. Enjeu d'autant plus important que beaucoup de ces accidents médicamenteux peuvent être évités. La plupart des erreurs associées à ces événements se produisent à l'étape de la prescription ou de son suivi. Une conséquence importante de ces événements est l'hospitalisation. On estime que 10 à 25 % des admissions à l'hôpital[3] sont la conséquence d'un événement iatrogène

2. B. Bégaud et D. Costagliola, Rapport sur la surveillance et la promotion du bon usage du médicament, ministère des Solidarités et de la Santé, 16 septembre 2013.

3. J. Ankri, « Le risque iatrogène médicamenteux chez le sujet âgé », *Gérontologie et société*, 2002/4, vol. 25, p. 103.

qui aurait pu être écarté dans presque un cas sur deux, et que 30 à 50 % des décès qui s'ensuivent pourraient donc être évités.

À la fois guide et document, cet ouvrage va permettre, je l'espère, d'éclairer le lecteur sur cette face cachée du médicament, de l'informer des signes évocateurs d'accident, de lui fournir des conseils pratiques pour les éviter. Je prône la décroissance médicamenteuse, c'est-à-dire la déprescription et le recours à des solutions alternatives qui ont fait preuve de leur efficacité. Il faut favoriser et encourager une meilleure formation des médecins et information du public. Enfin, les victimes ont des moyens de recours pour obtenir réparation ou indemnisation des dommages. L'Association nationale des médecins-conseils de victimes d'accident avec dommage corporel (Anameva) conseille et assiste ces victimes.

Nous sommes tous concernés et tous ensemble, les patients et leur famille, les professionnels de santé, les pouvoirs publics, nous pouvons relever ce défi et réussir ce pari de réduire la mortalité due aux médicaments. Ce n'est que par une prise de conscience collective et par une démarche constructive que l'on pourra réussir à surmonter ce défi. Cette question n'est pas qu'un sujet médical ou de santé publique mais bien un enjeu de société. Comme dit l'adage, « Qui sauve une vie sauve l'humanité toute entière ».

CHAPITRE I

UNE ÉPIDÉMIE SILENCIEUSE ET MÉCONNUE

Depuis des années, la surconsommation médicamenteuse est flagrante et très souvent injustifiée en France. Encore aujourd'hui, notre pays détient des records en matière de médicaments. La France est l'un des plus grands prescripteurs de médicaments au monde : 90 % des consultations chez le médecin se concluent par une ordonnance[1].

1. Alors que le nombre de consultations est à peu près équivalent en France, en Allemagne et en Espagne, 90 % des consultations en France se terminent par une ordonnance de médicaments contre 83,1 % en Espagne, 72,3 % en Allemagne et 43,2 % aux Pays-Bas (source : Assurance maladie, « Quel est le rapport des Français et des Européens à l'ordonnance et aux médicaments ? »).

La demande de médicaments : une spécialité française ?

La prescription est un acte qui fait partie des pratiques et des coutumes des médecins, et les médicaments sont au cœur de la relation médecin-malade. La rédaction de l'ordonnance par le praticien est un moment important de la consultation ; peu de patients accepteraient de partir sans cette prescription. Le médicament constitue un outil de soin qui crée un lien entre le thérapeute et le malade. La remise d'une ordonnance, le plus souvent au dernier moment, le plus bref, de la consultation, peut être l'occasion d'expliquer la prescription et l'objet de chaque traitement.

La place du médicament dans la relation de soin relève d'une relation complexe. Notre système de protection sociale, conçu pour soigner la maladie, est devenu peu à peu un système qui a pour but de maintenir les gens en bonne santé. La nuance est d'importance. Le bon sens populaire dit bien qu'être en bonne santé, c'est ne pas être malade. L'Organisation mondiale de la santé définit la santé comme « un état de complet bien-être physique, psychologique, social[2] ». C'est donc l'ensemble des conditions qui permettent l'épanouissement physiologique, physique, esthétique, social de l'homme sans s'arrêter à la seule notion d'absence de handicap ou de maladie. On a évolué de la notion de maladie vers celle de santé puis celle d'épanouissement humain.

---

2. Préambule à la Constitution de l'Organisation mondiale de la santé, signé le 22 juillet 1946 et entré en vigueur le 7 avril 1948. Cf. Actes officiels de l'Organisation mondiale de la santé, n° 2, p. 100. Cette définition n'a pas été modifiée depuis son adoption.

En France, la maladie est perçue comme une agression par un agent extérieur qu'il faut identifier pour pouvoir le soigner. La demande de médicaments est forte et même une spécialité française. Les Français achètent en moyenne 50 boîtes de médicaments par an. Rapportée à la population, la consommation de médicaments a été, en moyenne, en 2018, de 488 euros par habitant. Ce chiffre recouvre une très grande diversité puisque ce sont surtout les personnes âgées et celles atteintes de maladies graves qui en consomment le plus. Il existe par ailleurs un lien entre le niveau socio-économique et les pathologies : les personnes aux plus bas revenus, en situation sociale défavorisée, consultent davantage et font l'objet de plus nombreuses prescriptions.

Une étude[3] conclut que 79 % des patients ne considèrent pas leur traitement comme une contrainte. Avec le temps, le malade est devenu usager et le médicament objet de consommation. Le remède représente pour les patients et les médecins la concrétisation de l'acte médical ; la présence même du médicament dans l'espace domestique est rassurante, car il est accessible face à des symptômes inquiétants et l'anxiété qu'ils suscitent. Le but est de trouver une solution immédiate au mal ressenti.

3. É. Allard, *Le patient, son traitement, sa représentation du médicament et le rôle dans la prévention de l'iatrogénie*, thèse, faculté d'Amiens, 2014. Dans cette étude, 44 % des cas étaient non observants de façon intermittente et 26 % ont déclaré souffrir d'effets indésirables, 52 % s'automédiquaient et 47 % percevaient le risque iatrogène de leur traitement.

L'ordonnance fait partie intégrante de la relation de soin

La prescription est un conseil thérapeutique donné par un médecin. Pour lui, la prescription est la suite de ce qu'il vient de faire : écouter une plainte, analyser des signes et décider d'une conduite appropriée. Quand ce conseil est consigné par écrit, il s'agit d'une ordonnance. L'ordonnance est donc un document écrit, daté et signé contenant les prescriptions recommandées par le médecin pour le traitement du malade. Elle comporte le nom du médecin, son adresse professionnelle et son numéro d'inscription à l'ordre de son département. Ce n'est pas seulement une feuille de papier manuscrite ou une liste de médicaments que l'on va se faire délivrer à la pharmacie comme on va faire ses courses à l'épicerie. L'ordonnance a une portée médicale, médico-légale, administrative et symbolique forte. Elle fait partie intégrante de la relation de soin. Délivrer une ordonnance, c'est admettre qu'il y a légitimité à soigner.

La symbolique de l'ordonnance est si riche qu'elle pourrait faire l'objet d'un livre à elle seule. Elle ne se réduit pas aux instructions que les médecins voudraient faire suivre aux patients. L'ordonnance est un moyen de se rassurer, un message d'espoir, une monnaie d'échange, la perspective d'une solution médicale. Elle est la trace matérielle qui reste de la consultation, ce que gardera le malade de son échange avec le soignant. Elle concrétise une forme de contrat par lequel l'on définit les objectifs de la visée thérapeutique ainsi que les moyens mis en œuvre pour parvenir au soin ou à la guérison. La prescription médicamenteuse crée le lien et justifie la consultation.

Selon Michael Balint, psychiatre anglais : « le problème principal le plus immédiat pour lequel le patient consulte est la demande d'un nom à sa maladie ou la demande d'un diagnostic, puis dans un second temps la demande de traitement[4]. » Le patient vient en consultation avec une plainte, des questions sur une source d'angoisse, une inquiétude, une souffrance, des douleurs. Il s'attend à être rassuré, à obtenir des réponses et un traitement pour un soulagement, un soin et une guérison. « Les patients semblent aujourd'hui prêts à entendre qu'il n'y ait besoin d'aucun médicament pour [améliorer son état] ou permettre la guérison mais paradoxalement s'il n'y a pas de prescription, ils expriment la sensation d'être venus pour rien, de ne pas avoir été pris en compte. [...] Cette absence de prescription médicamenteuse peut être vécue comme un sentiment d'abandon et d'impuissance[5]. »

Les deux faces du médicament

Disons-le tout de suite, les médicaments sont mes outils de travail et j'en prescris tous les jours depuis des années. Je suis médecin, et comme tous les praticiens, je dispose de molécules qui permettent de soulager, de guérir, de prévenir. Les médicaments ont apporté des progrès considérables dans nos sociétés et nous avons gagné en durée et en qualité de vie : les maladies infectieuses se traitent grâce aux antibiotiques, des patients atteints de maladies chroniques voient leur quotidien s'améliorer grâce aux thérapeutiques, et l'allongement de la longévité est due

4. M. Balint, *Le médecin, son malade, la maladie*, Payot, Collection « Bibliothèque scientifique », 2003.

5. B. Hauvespre. *La non-prescription : représentation et vécu des médecins généralistes, étude qualitative à partir de 13 entretiens*, thèse de médecine générale, Lyon Sud, 2012, p. 99.

en partie aux médicaments. Tout cela est indéniable et il serait malhonnête et ridicule de le contester.

En un siècle, en France, l'espérance de vie à la naissance est passée de 50 à 80 ans, faisant reculer l'âge à partir duquel un individu est considéré comme âgé. 60, 65 ans a longtemps été considéré comme l'âge d'entrée dans la vieillesse. Désormais, il faut attendre 75, 80 ans pour ressembler, en matière de santé, d'espérance de vie, d'activités... aux sexagénaires des années 1950. Durant les soixante dernières années, les hommes comme les femmes ont gagné quatorze ans d'espérance de vie en moyenne. Mais si l'on vit de plus en plus vieux, vit-on de mieux en mieux ? Selon les enquêtes et études de l'OCDE[6], environ 65 % des personnes interrogées se sentent en bonne ou très bonne santé dans la tranche d'âge 45-64 ans, et seuls 40 % des plus de 65 ans s'estiment en bonne ou très bonne santé.

Si autrefois l'on mourait plus jeune, on mourait aussi plus vite : il y avait très peu de maladies chroniques et invalidantes. Aujourd'hui, elles sont nombreuses (cancer, diabète, maladies neurologiques et cardiovasculaires) et l'on peut vivre avec l'une d'entre elles. En partie liées à l'environnement, aux conditions de travail, aux modes de vie, ces maladies apparaissent tardivement et ne se déclarent qu'à partir de plusieurs décennies. L'allongement de la durée de la vie s'accompagne donc souvent d'une pathologie chronique. Il n'est pas rare qu'un individu vive avec plusieurs maladies chroniques – on parle alors de multimorbidité ou de comorbidité – et ces polypathologies sont en constante augmentation. On compte

6. Statistiques de l'OCDE sur la santé 2020.

plus de 15 millions de Français atteints de maladies chroniques, chaque pathologie entraînant une prescription de traitements.

Si les médicaments ont contribué à améliorer la santé des malades et à guérir ou soulager, s'il est indéniable qu'ils ont apporté un progrès pour des millions de malades, ils ont cependant deux faces, l'une curative, l'autre toxique, et peuvent constituer un remède aussi bien qu'un poison. Cette dualité du médicament, les Grecs de l'Antiquité l'avaient déjà repérée : *pharmakon* désigne à la fois le remède et le poison, la substance bienfaisante et malfaisante ; le verbe *pharmakeuo* signifie à la fois « administrer un médicament » ou « faire mourir par empoisonnement ». Bref, le médicament n'est pas une molécule comme une autre. Il faut l'utiliser avec prudence, tact et mesure.

Les effets indésirables des médicaments sont sous-estimés, voire cachés, et sont pourtant responsables de plus de 10000 morts par an. L'industrie pharmaceutique pousse à leur consommation, qui ne cesse d'augmenter. La France reste le leader européen de la consommation médicale, toutes spécialités confondues. Les causes en sont multiples. Et tout le monde est concerné : de l'usager aux laboratoires, en passant par les pharmaciens, les prescripteurs et les autorités publiques, chacun a sa part de responsabilité et participe à cette surconsommation. Aujourd'hui, nous devons faire le ménage et repenser les règles. Le médicament n'est pas – ce ne devrait pas être – une marchandise qui obéit aux lois du marché économique. Cette prise de conscience est nécessaire car nous ne pouvons pas continuer dans cette voie sans réagir. Chacun doit réfléchir à ces excès et ces abus de médicaments, cette surmédicalisation pouvant être dangereuse.

Effet indésirable des médicaments ou iatrogénie médicamenteuse

La prise concomitante de plusieurs médicaments augmente ce que l'on appelle le risque iatrogénique, c'est-à-dire le risque d'effet indésirable. Les effets indésirables de différents médicaments peuvent se cumuler. Du grec *iatros* qui signifie « médecin », et *genos*, « engendrer », l'iatrogénie est définie par l'Assurance maladie comme « l'ensemble des effets secondaires provoqués par la prise d'un ou plusieurs médicaments[7] ». Selon le ministère de la santé, il s'agit de « l'ensemble des conséquences néfastes pour la santé, potentielles ou avérées, résultant de l'intervention médicale (erreurs de diagnostic, prévention ou prescription inadaptée, complications d'un acte thérapeutique) ou de recours aux soins ou de l'utilisation d'un produit de santé[8] ».

L'effet indésirable est la face cachée du médicament. Les médecins utilisent différents mots pour désigner l'iatrogénie : effet accessoire, effet secondaire, effet nocif, effet néfaste, effet iatrogène, ou encore incident médicamenteux. Lorsque l'effet iatrogène met en danger la vie du patient, on parle d'accident iatrogène.

Les effets indésirables médicamenteux peuvent être bénins ou sévères. Selon le Code de la santé publique, ils sont caractérisés comme graves lorsqu'ils s'avèrent « susceptibles de mettre la vie en danger, ou entraînant une invalidité ou une incapacité importante ou durable ou provoquant ou prolongeant une hospitalisation ou se manifestant par une anomalie ou une malformation

---

7. Données de l'Assurance maladie.
8. https://solidarites-sante.gouv.fr/soins-et-maladies/medicaments/glossaire/article/iatrogenie

congénitale ». Ils se manifestent soit de façon aiguë (brutalement et très vite après l'absorption des médicaments) soit de manière chronique. Ils peuvent toucher tous les organes.

L'événement indésirable médicamenteux (EIM), ou événement iatrogène médicamenteux, est lié à la prise en charge médicamenteuse du patient et résulte de soins inappropriés ou inadaptés ou d'un déficit de soins. Il peut se traduire notamment par l'aggravation d'une maladie existante, l'absence d'amélioration attendue de l'état de santé, une pathologie nouvelle ou une altération d'une fonction de l'organisme. Il peut résulter d'une erreur médicamenteuse, c'est-à-dire un écart par rapport à ce qui aurait dû être fait au cours de la prise en charge thérapeutique médicamenteuse du patient. Par définition, l'erreur médicamenteuse est donc évitable. J'aborderai ce sujet plus en détail dans le chapitre V.

L'iatrogénie médicamenteuse est une épidémie silencieuse et méconnue. On en parle peu et on a plutôt tendance à mettre en avant les effets positifs des médicaments. Cette méconnaissance s'explique par la réticence des médecins à reconnaître leur implication dans ces accidents, mais aussi par le manque d'essais cliniques permettant de mesurer le phénomène. Il est difficile de faire financer des études démontrant les dangers de la polymédication. Les essais cliniques sont par ailleurs la plupart du temps réalisés auprès de populations qui excluent les plus de 65 ans et les enfants, qui sont pourtant les tranches d'âges les plus visées par la surmédication[9]. Enfin, les pouvoirs publics n'incitent pas au développement des centres de

9. Les enfants sont exclus des tests pour des questions d'éthique, et les personnes âgées parce qu'ils ont plusieurs pathologies et sont hors des critères d'inclusion : les médicaments sont testés sur des personnes jeunes et bien portantes.

pharmacovigilance qui recensent et analysent les risques et les dangers des médicaments.

Effets secondaires : 5 % des hospitalisations

Pour mesurer l'ampleur du problème, il convient de rappeler quelques chiffres : selon la Commission européenne, les effets indésirables des médicaments sont la cause de milliers de morts par an et représentent au moins 5 % des hospitalisations dans l'Union européenne. En France, le nombre de morts causées par les médicaments est de l'ordre de 10 000 à 20 000 par an. C'est environ trois à cinq fois plus que la mortalité routière. On a même évoqué le chiffre de 15 000 morts[10], et le Dr Bernard Bégaud, quand il a été entendu dans le procès du MEDIATOR en 2013, a parlé de 18 000 morts liés à la prise de médicaments[11]. 10 000 morts par an, c'est près de 27 morts par jour, soit plus d'un décès par heure dus aux médicaments ! Si l'on prend en compte le chiffre de 15 000, c'est plus de 40 morts par jour.

Ces chiffres restent probablement sous-estimés du fait de la difficulté d'imputer les effets indésirables médicamenteux à la prise de médicament[12]. Il est également difficile de recenser les accidents iatrogéniques, en particulier chez les personnes âgées, en raison des polymédications et des pathologies associées. Par ailleurs, on ne compte que les accidents directs et certains. Or, certains accidents surviennent de façon indirecte, comme les chutes liées à des médicaments. Nous y reviendrons plus loin (voir p. 97)

10. P. Barriot, *Le guide : médicaments et iatrogenèse*, Médecine Sciences Publications, 2015.

11. « Les médicaments causent "au moins 18 000 morts par an en France" », *Le Monde*, 27 mai 2013.

12. ANSM.

La sous-estimation des chiffres résulte aussi de la sous-déclaration par les médecins et les patients des effets indésirables. Seul un petit nombre d'effets secondaires remonte aux autorités sanitaires.

Cette sous-déclaration n'est pas une particularité française. Aux États-Unis, pays à grande consommation médicale, les 250 000 signalements reçus tous les ans par la Food and Drug Administration (FDA) ne représentent que 5 % des incidents observés. Selon une étude publiée dans le *Journal of Internal Medicine* en 2015, plus de 40 000 décès liés à la prise de médicaments n'ont pas été signalés dans le laps de temps réglementaire, soit quinze jours après l'incident[13]. La mortalité par iatrogénie y est considérée comme la quatrième cause de décès, après les maladies cardiovasculaires, les cancers et les accidents vasculaires cérébraux. Avec une estimation de plus de 100 à 2 000 000 décès par an, cela équivaut, adapté à la population française, à une moyenne de 15 000 à 20 000 morts par an.

On estime que les effets secondaires des médicaments sont responsables d'environ 2 % des consultations en médecine de ville et sont impliqués dans 5 à 10 % des admissions à l'hôpital en France. D'après une étude française, 10 à 20 % des effets indésirables qui sont en moyenne deux fois plus fréquents après 65 ans, conduisent à une hospitalisation[14]. Une enquête réalisée par l'Association pédagogique des enseignants en thérapeutique (APNET)

13. P. Ma, I. Marinovic, P. Karaca-Mandic, « Drug Manufacturer's Delayed Disclosure of Serious and Unexpected Adverse Events to the US Food and Drug Administration », *Journal of the American Medical Association*, 2015.

14. J. Doucet, P. Queneau, « Les effets indésirables des médicaments chez les personnes âgées : épidémiologie et prévention », *La Presse médicale*, 1999.

menée dans les centres des urgences de cinq centres hospitaliers universitaires en France a montré qu'en moyenne 15 % des admissions des urgences pouvaient être imputées à un effet indésirable médicamenteux. Ce taux d'admission lié à un effet secondaire varie de 10 % pour les patients ne prenant qu'un seul médicament à 30 % pour ceux qui en prennent plus de cinq !

Iatrogénie médicamenteuse : un coût humain et économique très élevé

Au-delà des conséquences cliniques, l'iatrogénie médicamenteuse a un coût humain, social et économique très élevé. Le coût humain est lié de façon directe aux décès et aux incapacités provisoires ou définitives de l'effet iatrogène. Le coût social inclut les arrêts de travail et l'impact psychologique lié à la désocialisation des patients mais aussi la perte de confiance envers la médecine et les médecins. Quant au coût financier pour le système de santé français, il est considérable.

La survenue d'un effet indésirable grave lors de l'hospitalisation entraîne en effet une prolongation du séjour du patient – en général, elle en double la durée. Les personnes ayant eu un effet indésirable grave sont hospitalisées en moyenne 16,8 jours, dont 8,7 sont imputables aux effets indésirables graves[15].

Une estimation a été réalisée sur la base du coût total d'hospitalisation, lors d'une étude EVISA[16]. Il en ressort

15. Communication scientifique du 1er avril 2003, Académie nationale de médecine et l'Association pédagogique nationale pour l'enseignement de la thérapeutique (APNET).

16. Ph. Michel, J.-L. Quenon, « Étude transversale sur les évènements indésirables liés aux soins ambulatoires (EVISA) », DREES, 2016.

qu'un séjour hospitalier provoqué par un accident iatrogène en ville coûte en moyenne 5 456 euros. Le coût hospitalier direct des seuls effets indésirables médicamenteux admis dans les services d'accueil et d'urgences pour l'ensemble des établissements publics français a été estimé à 636 millions d'euros en 2002, soit environ 1,8 % du budget de l'hospitalisation publique en France.

Les spécialités médicales concernées par l'iatrogénie médicamenteuse sont les services de gériatrie, de réanimation et de chirurgie cardiorespiratoire. Les médicaments les plus souvent impliqués dans les effets indésirables graves sont les anticoagulants, les neuroleptiques et les diurétiques[17].

Les facteurs de risque

L'âge

Quels sont les facteurs qui favorisent ces effets indésirables et ces accidents mortels ? En premier lieu, c'est l'âge du patient : plus on avance en âge, plus le risque augmente. Le risque d'effet indésirable dû à un médicament est d'environ 15 % si ce dernier est prescrit avant 65 ans contre 6 % s'il est prescrit avant 60 ans. D'ailleurs, un quart des hospitalisations de patients de plus de 80 ans sont associées, plus ou moins directement, à un effet indésirable médicamenteux[18].

---

17. Voir la liste des médicaments les plus utilisés en France, en annexe, p. 237.

18. P. Queneau, B. Bannwarth, F. Carpentier, J.-M. Guliana, J. Bouget, B. Trombert, X. Leverve et l'APNET, *Iatrogénie. Diagnostic et prévention. L'essentiel en thérapeutique générale. De l'évaluation à la prescription, méd.-line*, 2003, p. 458-471.

Les événements iatrogéniques sont environ deux fois plus fréquents chez les personnes âgées que chez les adultes en général. La personne âgée est plus vulnérable et plus sensible aux effets indésirables des médicaments en raison notamment des modifications du métabolisme des différents organes. Pour qu'il agisse et soit efficace, le médicament a un parcours particulier : il est d'abord absorbé, puis transformé et enfin éliminé. C'est ce que les spécialistes appellent la pharmacocinétique. L'absorption, la distribution, le métabolisme ou l'élimination des médicaments peuvent être modifiés avec l'âge ou en raison des pathologies du sujet âgé : une insuffisance rénale peut entraîner un ralentissement de l'élimination du médicament ; une gastrite (inflammation de l'estomac) modifie son absorption. Les personnes âgées sont également plus sensibles à l'effet des tranquillisants ou à l'effet antidouleur des opiacés ou aux anticoagulants : les doses doivent être adaptées. Par ailleurs, la personne âgée peut présenter des troubles de la déglutition, une baisse de l'acuité visuelle, une réduction des capacités intellectuelles qui rendent l'administration de médicaments plus difficile. Enfin, l'isolement social, familial ou géographique, ou un changement de situation ou de mode de vie, comme un déménagement ou le placement en institution, favorisent la survenue d'effets indésirables des médicaments[19] (voir le chapitre III consacré aux personnes âgées).

19. AFSSAPS, « Prévenir la iatrogénèse médicamenteuse chez le sujet âgé », juin 2005.

Le cumul de maladies

Autre facteur favorisant les effets indésirables des médicaments : le cumul de plusieurs maladies. Il conduit à une polyprescription de médicaments qui augmente le risque d'accidents. Le nombre de pathologies augmente le nombre de médicaments prescrits mais aussi le risque d'interactions médicamenteuses provoquant des effets nocifs.

Le risque d'effet indésirable est de 5 % pour une ordonnance de 6 médicaments contre 40 % lorsqu'elle en contient 15, notamment en raison des interactions qui se produisent entre eux. Plus le nombre de médicaments prescrits augmente, plus le risque d'événement iatrogène est grand.

Les changements métaboliques

D'autre part, les changements métaboliques constituent un autre facteur de risque notable. Il existe des périodes de la vie où le métabolisme des médicaments est modifié, pour diverses raisons, comme la grossesse, l'allaitement, le très jeune âge mais aussi le grand âge. Or, toutes ces catégories sont justement celles qui ne sont pas habituellement incluses dans les études précliniques d'évaluation des nouveaux traitements. La conséquence directe est que les médecins ne disposent pas de données scientifiques précises sur la tolérance des médicaments qu'ils prescrivent aux patients les plus exposés aux risques iatrogènes.

Les facteurs individuels

Enfin, il existe des facteurs individuels, comme la prédisposition génétique. Tous les individus ne métabolisent pas les médicaments de façon identique. Certains patients (qualifiés de « métabolisateurs lents » ou « rapides ») subissent des transformations notamment au niveau du foie, ce qui se traduit par une diminution de l'action thérapeutique (en cas de faible concentration) ou une augmentation de l'effet (en cas de forte concentration).

L'automédication favorise aussi le risque iatrogène lorsqu'elle vient compléter la liste souvent longue des médicaments prescrits. Par ailleurs, ce phénomène est largement inavoué et il est souvent difficile d'établir un lien entre la survenue d'effets indésirables médicamenteux et l'automédication.

Pour résumer, **les classes médicamenteuses les plus fréquemment en cause dans les accidents iatrogéniques sévères sont les médicaments les plus utilisés par les personnes âgées touchées par les maladies cardiovasculaires : les anti-inflammatoires, les antalgiques, les médicaments psychotropes, les anticoagulants et les antidiabétiques.**

La réduction de la mortalité et de la morbidité devient alors un objectif prioritaire de santé publique. Cet objectif n'est pas hors de portée, des solutions existent. À la fin de l'ouvrage, je donnerai des pistes de réflexion et ferai des propositions pour réduire ce fléau. Tous ensemble : les patients et leurs familles, les professionnels de santé (médecins, pharmaciens, infirmières), les universités et facultés de médecine et de pharmacie pour la formation, les pouvoirs publics pour la sensibilisation à ces questions et l'industrie pharmaceutique pour leur sens des responsabilités.

CHAPITRE II

NOUS SOMMES TOUS CONCERNÉS

Face à ce phénomène d'iatrogénie médicamenteuse, nous sommes tous concernés. Il ne s'agit pas de désigner ou de stigmatiser un responsable, mais plutôt de comprendre que tout le monde a sa part de responsabilité. Cette surconsommation excessive voire abusive de médicaments a plusieurs origines : le patient, qui est demandeur, surtout celui qui est atteint de maladies chroniques ; le médecin, qui a tendance à trop prescrire ; notre système de santé (paiement à l'acte) qui pousse davantage à la prescription qu'à la prévention et à l'éducation ; les fabricants, qui développent des molécules et qui, à coups de marketing et de publicité, poussent les professionnels de santé et le grand public à la consommation de leurs produits ; les pouvoirs publics, qui, soucieux du déficit, préconisent l'automédication. Chacun participe à sa manière à la surconsommation médicamenteuse, qui engendre des effets indésirables fréquents, parfois graves, voire mortels.

Vieillissement de la population : un phénomène inéluctable

À ce constat s'ajoute le vieillissement de la population. Notre espérance de vie s'allonge de façon constante depuis le début du siècle dernier : les plus de 65 ans, qui représentent plus de 20 % des habitants se répartissent entre 6 % entre 65 et 69 ans, 4 % entre 70 à 74 ans, plus de 9 % de plus de 75 ans[1]. Plus on avance en âge, plus on consomme des médicaments et plus les dépenses de santé augmentent. Les causes de cette plus grande longévité sont nombreuses : meilleure hygiène, progrès médical, moins grande pénibilité au travail, plus de loisirs ou d'éducation, qui incitent notamment à entretenir sa santé par le sport et l'alimentation.

Si l'on considère que l'allongement de la durée de la vie est un progrès, celui-ci a ses revers : les personnes âgées sont fréquemment atteintes de plusieurs maladies chroniques et font par conséquent l'objet de polymédication. De façon quasi arithmétique, plus on compte de personnes âgées, voire très âgées, plus la consommation de médicaments et le risque d'accident médicamenteux augmentent.

Le vieillissement de la population est une réalité à l'échelle mondiale, et ce phénomène va se poursuivre dans les décennies à venir, avec une progression démographique plus marquée des personnes de plus de 85 ans et plus. D'ici 2060, presque une personne sur trois sera âgée de 65 ans ou plus et les personnes âgées de 80 ans et plus représenteront quant à elles 12 % de la population européenne[2].

1. INSEE, « Tableaux de l'économie française », 2018.
2. « Eurostat », 2017.

En matière de santé, la population âgée est par définition hétérogène. On ne vieillit pas tous de la même façon et le vieillissement est très variable d'un individu à l'autre. Une femme de 82 ans qui fait encore ses courses elle-même et qui s'occupe de ses petits-enfants le mercredi n'a pas les mêmes besoins qu'un homme de 75 ans atteint de la maladie d'Alzheimer que l'on doit aider pour le ménage, sa toilette et la préparation de ses médicaments. Le vieillissement, ce ne sont pas seulement les premiers cheveux blancs, les rides sur le visage, une audition moins fine, une perte d'élasticité de la peau, ce sont aussi des fonctions hépatiques et rénales amoindries. Il induit le déclin physiologique des organes, des maladies chroniques et des facteurs de décompensation.

- Le déclin physiologique correspond à l'usure des organes. Le cœur se fatigue, les articulations sont moins mobiles, la digestion se fait plus lentement, les organes sensoriels (yeux, oreilles) s'amenuisent. On fatigue plus vite et on récupère plus difficilement. C'est un processus quasi naturel après 65-70 ans. Les maladies chroniques sont toutes ces affections de longue durée qui nécessitent des traitements permanents : diabète, hypertension artérielle (HTA), bronchite chronique, maladie d'Alzheimer, etc.
- Les facteurs de décompensation sont ces événements survenant dans l'existence et qui troublent l'équilibre d'une personne : grippe, infection urinaire, chute brutale, accident vasculaire cérébral, etc. Ce sont des affections aiguës, parfois transitoires, qui perturbent la vie du patient et bouleversent le traitement des maladies chroniques.

Les personnes âgées sont souvent touchées par une multitude de maladies qui nécessitent la prise de plusieurs médicaments. Cette polymédication, nous l'avons vue, augmente le risque d'accidents iatrogéniques. En moyenne, 40 % des personnes âgées de plus de 75 ans prennent au moins cinq médicaments par jour[3] – les chiffres sont généralement plus élevés pour les personnes hospitalisées ou en institution. D'année en année, l'Assurance maladie alerte sur la surconsommation médicamenteuse. On estime qu'un tiers des plus de 75 ans reçoivent plus de 10 médicaments par jour.

La polypathologie entraîne la polymédication

La fréquence des maladies chroniques augmente régulièrement et à partir de 75 ans, la présence simultanée d'au moins deux maladies chroniques est très fréquente : on parle alors de polypathologie.

La polypathologie en quelques chiffres

Les maladies chroniques sont le « pain quotidien » du médecin généraliste. 40 % des consultations de médecine générale concernent un patient atteint de maladie chronique. Cette polypathologie ne concerne pas que les âges avancés : 25 % touchent les patients de moins de 60 ans, mais il est certain que le nombre de maladies chroniques par patient augmente avec l'âge.

En avril 2015, la Haute Autorité de santé a étudié la prise en charge des personnes de plus de 75 ans ayant au moins trois maladies chroniques[4] : 57 % des patients ont au moins une affection de longue durée (ALD), 40 % en

3. Données de l'Assurance maladie.
4. FIMG/DRSM IdF, « Les ALD », octobre 2015.

ont au moins deux, 3,6 % au moins trois, 0,8 % au moins quatre. Il n'est pas rare d'observer un patient présentant à la fois une hypertension artérielle, un diabète, de l'arthrose du genou et un syndrome dépressif[5]. On voit souvent des patients bronchitiques chroniques souffrant aussi d'une atteinte artérielle des membres inférieurs en raison du tabac et d'une élévation du cholestérol (hypercholestérolémie).

Par ailleurs, ces patients atteints de plusieurs maladies vont l'être pendant des années, voire des décennies, avec des épisodes aigus ou non, et ces affections vont se répercuter sur leur qualité de vie.

Une problématique complexe

La polypathologie complique la pratique des professionnels de santé. Consulter plusieurs médecins entraîne en effet une fragmentation des soins, des messages contradictoires, une addition de recommandations dédiées à chaque malade avec une augmentation du nombre de prescriptions. La coordination est souvent insuffisante, voire inexistante. La présence de multiples prescripteurs est facteur de polymédication (en moyenne 8 à 10 médicaments par jour) et donc d'augmentation d'accidents. À titre d'exemple, les médecins généralistes ne sont pas systématiquement

5. En France, les données de l'Assurance maladie en 2014 comptent 22,6 % de la population souffrant d'au moins une maladie (dont 37,9 % sont âgés de 55 à 64 ans), plus de 653 500 patients ayant fait un accident vasculaire cérébral (AVC), plus de 1 % de la population française souffrant d'insuffisance cardiaque chronique, près de 1,5 million de personnes prises en charge pour une maladie coronaire chronique, plus de 5 % de la population souffrant de diabète, entre un sujet sur cinq et un sujet sur dix souffrant de dépression au cours d'une vie, plus de 1,8 million de personnes souffrant d'une maladie psychiatrique ; enfin l'arthrose de hanche touche 5 % de la population.

contactés ou amenés à voir leur patient avant d'avoir reçu le compte rendu d'hospitalisation, compte rendu qui ne mentionne par ailleurs pas toujours la liste des traitements de sortie. La polymédication induit donc une polyprescription médicamenteuse, qui elle-même conduit à une augmentation du risque d'interaction médicamenteuse et de contre-indication, et par conséquent une augmentation du coût de la prise en charge.

La polymédication

Dans un contexte de population vieillissante et sans cesse plus nombreuse, la polymédication est un enjeu majeur de la médecine. Comment la définir ? On se réfère souvent à la définition de l'OMS : « Administration de nombreux médicaments de façon simultanée ou administration d'un nombre excessif de médicaments. » Le seuil peut être supérieur à 5 médicaments, d'autres affirment supérieur à 8 ou à 10 médicaments.

Les principales causes

Les causes de la polymédication sont souvent multiples :

- d'une part, le nombre de comorbidité : association hypertension artérielle (HTA) et diabète, ulcère gastrique et diabète, bronchite chronique et HTA, etc. ;
- d'autre part, le nomadisme médical, c'est-à-dire la possibilité de consulter plusieurs prescripteurs qui s'ignorent entre eux et par conséquent n'ont pas connaissance des ordonnances prescrites par leurs confrères, ce qui entraîne la superposition de traitements symptomatiques sans raisonnement global ;

– enfin, la prescription en cascade, c'est-à-dire la prescription d'un médicament pour traiter et corriger l'effet secondaire du précédent.

À toutes ces causes s'ajoutent la demande insistante de médicaments du patient et le fait qu'il n'est pas chose facile pour le médecin de résister à cette pression, et le phénomène croissant d'automédication.

Durant mon exercice, j'ai eu l'occasion de traiter un malade qui avait de nombreuses pathologies et qui prenait tous les jours plus de 27 médicaments différents, car, de nature anxieuse, il avait peur de manquer. À chaque consultation, le nombre de prescriptions augmentait, et mes explications ne suffisaient pas à le convaincre de réduire les doses. Autrement dit, la maladie, le médecin et le malade peuvent être des facteurs de surmédication.

La polymédication accroît les risques de prescriptions potentiellement inappropriées, d'interactions médicamenteuses, d'effets indésirables, d'hospitalisation, provoquant l'augmentation de la mortalité en particulier chez la personne âgée.

Une conséquence de la surmédicalisation

La polymédication s'explique aussi par la médicalisation excessive. De quoi s'agit-il ? La médicalisation est un processus consistant à traiter des problèmes jusque-là considérés comme non médicaux comme des maladies à part entière. Médicaliser la vie, c'est transformer des situations humaines banales en problèmes médicaux. La timidité devient une phobie sociale, une tristesse ou un chagrin une dépression, un vieillissement de l'os une pathologie grave (ostéoporose et risque de fractures), des difficultés d'érection liées à l'âge des troubles érectiles pouvant être traités par des médicaments, tout comme un sommeil plus court après 60 ans pourtant physiologique, un spasme intestinal lié à un stress ou une mauvaise alimentation un côlon irritable… même les troubles de l'attention et de l'hyperactivité sont devenus un syndrome à part entière. Bref, on veut recourir à un médicament pour chaque perturbation de l'existence. Le médicament devient le « produit miracle », la solution à tous nos problèmes.

Ainsi, que l'on rencontre des difficultés dans la vie scolaire, la sexualité, la vie conjugale ou le vieillissement, on fait appel à un médecin et on réclame ou exige une réponse médicale et/ou médicamenteuse. Aujourd'hui, on ne va pas chez le médecin uniquement lorsqu'on est malade, mais pour être en bonne santé. La santé relève aussi du bien-être : on va chez le médecin parce qu'on « ne veut pas vieillir » par exemple. Le mal-être existentiel peut être à l'origine de signes corporels (ce que l'on appelle somatisation) qui entraînent des examens successifs en laboratoire, la multiplication des images médicales et la consommation de médicaments inutiles et inefficaces, voire dangereux.

C'est dans le domaine de la psychiatrie que cette médicalisation a pris le plus d'essor. Les troubles du comportement, de l'appétit, du sommeil sont devenus des symptômes qui imposent la prise de médicaments. Devant la réalité de la souffrance psychique, médecins et industriels se sont associés pour élargir ce marché prometteur et mettre au point des molécules qui promettent le soulagement voire la guérison et qui peuvent être prescrits pendant des mois ou des années. La « dépression » est un mot qui fait partie du vocabulaire courant. Être triste, avoir le « blues » sont pourtant des états passagers qui peuvent correspondre à une période de votre vie : après la perte d'un emploi, d'un être cher ou même d'un objet auquel on était très attaché, par exemple. Avec la médicalisation de la vie, si vous êtes triste au-delà de quinze jours ou un mois, on vous prescrit des antidépresseurs. La surmédicalisation de la vie a commencé aux États-Unis il y a près de soixante-dix ans, lorsque l'Association américaine de psychiatrie a publié son premier manuel diagnostique et statistique des troubles mentaux (*Diagnostic and Statistical Manual of Mental Disorders* ou DSM) en 1952. Depuis, l'Association le met régulièrement à jour, la dernière et cinquième édition datant de 2015. À chaque nouvelle édition, on constate une inflation des maladies répertoriées.

Le phénomène n'est pas nouveau : « Tout bien portant est un malade qui s'ignore », disait Dr Knock dans la pièce éponyme de Jules Romains dès le siècle dernier. Quelques années plus tard, en 1950, le même Jules Romains invente le mot « iatrocratie » c'est-à-dire le pouvoir du médecin qui contrôle totalement le patient par une médicalisation excessive. D'autres auteurs, dont des spécialistes – Ivan Illich, Dr Jean-Charles Sournia, Roland Gori et Marie-José Del Volgo, Petr Skrabanek, Édouard Zarifian, Pierre Aïach et Daniel Delanoë, Philippe Even – ont abordé la question de la surmédicalisation[6]. Chacun à sa façon

6. En 1975, Ivan Illich écrit un livre choc, *Némésis médicale*, dans lequel il estime que « la médicalisation de la vie n'est qu'un aspect de la domination destructrice que le développement industriel exerce sur notre société ». Roland Gori et Marie-José Del Volgo rédigent un essai sur la médicalisation de l'existence intitulée *La Santé totalitaire* (Denoël) : « Comment peut-on être malade aujourd'hui dans une médecine qui transforme le patient en consommateur… L'oubli du malade dans la médecine contemporaine semble être le prix à payer pour des soins toujours plus rationnels et scientifiques. À travers des protocoles de diagnostic et de soins très standardisés, à travers le contrôle social, de nos existences par une surveillance médicale accrue

dénonce la « marchandisation de la santé », le « nouvel hygiénisme », la « santé totalitaire ». J'ai moi-même écrit il y a quelques années un livre à ce sujet *La Fabrique des malades. Ces maladies qu'on nous invente*, dans lequel j'ai montré comment on invente des maladies, comment, par des techniques efficaces de marketing, on agit sur la peur, comment on baisse les seuils de normalité des facteurs métaboliques (cholestérol, tension artérielle, etc.) pour créer de nouveaux malades.

Ainsi, entre vieillissement de la population, polypathologie et surmédicalisation de l'existence, tout concourt à une surconsommation de médicaments, avec les risques potentiels d'effets indésirables et de cas mortels que cela comporte.

---

au nom de la santé publique, nos modes de vie se retrouvent toujours plus normalisés ». Voir aussi *La fin de la médecine à visage humain*, 1994, Odile Jacob, *Des paradis plein la tête*, 1998, Odile Jacob, *L'Ère de la médicalisation*, 1998, Anthropos.

CHAPITRE III

LES PERSONNES ÂGÉES SONT LES PLUS TOUCHÉES

Qu'appelle-t-on une « personne âgée » ? L'humoriste dira qu'il s'agit d'une personne de plus de 10 ans que soi ; le démographe ou le statisticien se rapportera à l'état civil. Les médecins, en revanche, ne sont pas tous d'accord sur la définition : certains considèrent qu'une personne est âgée quand elle a plus de 65 ans et présente au moins une maladie chronique, alors que d'autres estiment qu'une personne commence à être âgée si elle a plus de 75 ans, même indemne de pathologie.

Quoi qu'il en soit, les plus de 65 ans sont les plus touchés par l'iatrogénie médicamenteuse, et ce pour plusieurs raisons : comme nous l'avons vu dans le chapitre précédent, ils sont davantage atteints de maladies chroniques et consomment davantage de médicaments en raison de la polypathologie. Enfin, leur organisme est souvent altéré : le foie, le rein et le cerveau, des organes nobles, sont touchés par l'impact des médicaments.

Les organes nobles touchés par les médicaments

En médecine, le foie, le rein et le cerveau sont considérés comme des organes nobles car ils contribuent à l'équilibre du corps humain. Le foie est une usine chimique en charge de digérer les toxines; le rein est une station d'épuration de notre organisme; le cerveau permet de conserver une activité intellectuelle. Chez les personnes âgées, les fonctions de ces organes sont amoindries et contribuent à une fragilisation relative aux médicaments. Le foie voit ses fonctions ralenties avec l'âge. À doses égales, un sujet âgé, même en bonne santé, « digère moins vite les médicaments qu'un adulte jeune[1] ». Il en va de même pour le rein: nos fonctions rénales diminuent normalement avec l'âge, de sorte qu'une personne âgée élimine moins vite les médicaments administrés qu'un sujet plus jeune: ce qui signifie qu'à doses égales, le rein élimine moins les médicaments, dont on observe donc une concentration plus élevée dans l'organisme. Enfin, même si le vieillissement n'est pas une maladie, il est d'observation courante qu'avec l'âge, les probabilités de contracter une pathologie infectieuse, cardiovasculaire ou cancéreuse augmentent.

Pour qu'il agisse et soit efficace, le médicament suit un parcours particulier: il est absorbé par le tube digestif (estomac ou les intestins) puis passe par le foie où il est transformé puis il est éliminé par le rein.

L'étape d'absorption est directement liée au mode d'administration: elle est directe et complète en cas

1. M. Girard, *Médicaments dangereux. À qui la faute?*, Dangles, 2011.

d'administration intraveineuse, mais peut être plus longue et incomplète en cas d'administration par la bouche, où la substance doit franchir la barrière intestinale. Il existe différentes formes d'administration du médicament : par voie orale, intraveineuse, rectale, cutanée ou sous-cutanée, intramusculaire ou encore nasale ou oculaire. Chaque forme d'administration a ses modalités d'absorption. Une fois distribué dans l'organisme, le médicament subit certaines transformations, le plus souvent hépatiques. Le foie est en effet une énorme usine de transformation des molécules inactives en molécule actives. Enfin, le médicament est éliminé de l'organisme, par le rein ou par voie biliaire.

Ces différentes étapes expliquent les effets secondaires observés : mauvaise tolérance digestive durant la phase d'absorption, puis effets secondaires hépatiques lors du passage dans le foie, et diminution de l'élimination ou d'un risque d'accumulation lors de l'élimination rénale en cas d'altération du rein. Cette vision schématique et réductrice est dans la réalité plus complexe et fait intervenir des protéines, des enzymes, etc., mais elle permet de comprendre que certains médicaments peuvent être toxiques pour le foie ou pour le rein et les altérer. Par conséquent, ces organes nobles doivent être surveillés lors d'un traitement médicamenteux de longue durée.

Les hépatites médicamenteuses

De nombreux médicaments sont réputés pour leur toxicité sur le foie. Plus de 1 200 médicaments entraînent des hépatites (inflammation du foie), qui peuvent être aiguës ou chroniques. Elles sont différentes des hépatites virales, même si elles ont les mêmes symptômes.

Les symptômes

Il est relativement facile de reconnaître les symptômes évoquant une atteinte du foie : la personne est fatiguée, perd l'appétit, a des nausées ou des vomissements, parfois des douleurs abdominales, des lésions de grattage, des urines foncées et une coloration jaunâtre de la peau (ictère, c'est-à-dire la jaunisse). Ces signes doivent motiver une consultation chez le médecin qui fera un contrôle biologique des fonctions du foie. **Une augmentation des transaminases signifie une atteinte des fonctions hépatiques.** Si j'insiste sur l'importance de ces dosages, c'est qu'ils sont faciles à pratiquer et que le patient doit en être informé, tout comme de lire et de comprendre ce qu'ils signifient.

Une atteinte hépatique peut se révéler sous la forme d'hépatites aiguës d'évolution généralement favorable ou d'hépatites cytolytiques, qui détruisent les cellules du foie, comme les hépatites fulminantes qui mettent en jeu le pronostic vital : la mort survient très rapidement en quelques jours voire en quelques heures.

En dehors des hépatites, certaines substances médicamenteuses comme la testostérone peuvent favoriser le développement d'une tumeur hépatique bénigne ou maligne pouvant conduire à des hémorragies intra-abdominales, qui mettent en danger la vie du patient.

Ces hépatites médicamenteuses peuvent résulter d'une toxicité directe du médicament sur les cellules hépatiques, liée à la dose ingurgitée ou à de mauvaises conditions d'élimination. Il peut également s'agir d'un mécanisme immunoallergique : la dose n'intervient pas, mais les symptômes évoquent une réaction d'hypersensibilité à la substance ingurgitée, indépendamment de la dose administrée. L'atteinte hépatique peut-être corrigée mais certaines d'entre elles peuvent détruire les cellules du foie.

Les médicaments toxiques pour le foie

Entre 2010 et 2014, selon les données du Système national d'information interrégimes de l'Assurance maladie (SNIRRAM), on a enregistré 4807 cas d'hospitalisation pour hépatite aiguë médicamenteuse. L'âge moyen était de 54 ans, plus de 58,7 % étaient des femmes et 47,8 % souffraient d'au moins une affection de longue durée. Dans les sept jours précédant la première hospitalisation, les molécules et les médicaments associés les plus fréquemment utilisés étaient les suivants :

- le paracétamol (18,7 %) : DOLIPRANE, DAFALGAN, EFFERALGAN
- le phloroglucinol (6,6 %) : SPASFON
- l'amoxicilline en association (6,1 %) : CLAMOXYL
- le dompéridone (6 %) : MOTILIUM
- le furosémide (5,9 %) : LASILIX
- l'atorvastatine (5,5 %) : TAHOR
- le pantoprazole (5,1 %) : INIPOMP, EUPANTOL
- le zolpidem (5,1 %)[2] : STILNOX
- l'ésoméprazole (4,5 %) : INEXIUM
- l'ibuprofène (4,2 %) : SPIFEN, NUROFEN
- la métopimazine (3,4 %) : VOGALÈNE
- l'oméprazole (3,4 %) : MOPRAL

2. *Revue d'épidémiologie et de santé publique*, vol. 65, juin 2017.

Les médicaments pouvant endommager le foie

1. les antalgiques comme le paracétamol
2. les anti-inflammatoires non stéroïdiens (AINS)
3. les antidépresseurs : fluoxétine, mirtazapine, paroxétine, sertraline, trazodone et les tricycliques comme l'amitriptyline
4. les antibiotiques comme l'amoxicilline, l'érythromycine, rifampicine, sulfamide, tétracyclines, nitrofurantoïne
5. les médicaments à visée cardiaque : amiodarone et clopidogrel
6. Le paracétamol associé aux anti-inflammatoires non stéroïdiens (AINS)

Le paracétamol

Les antalgiques et les AINS sont les médicaments les plus responsables d'atteinte du foie et en premier lieu le paracétamol (DAFALGAN ou DOLIPRANE, EFFERALGAN, etc.). C'est la substance la plus consommée par les Français (1 milliard de boîtes s'écoulent chaque année, dont 84 % délivrées après une prescription médicale). On en avale de plus en plus : son utilisation a augmenté de 53 % entre 2006 et 2015.

Depuis longtemps, les autorités sanitaires ont sensibilisé l'opinion au risque d'hépatite et à l'utilisation restreinte de ce produit. Dans les années 1980, la France a été le premier pays européen à limiter la dose de paracétamol à 8 grammes par boîte. Depuis 1998, l'Agence du médicament exige la diffusion de messages d'alerte dans les publicités grand public, en particulier concernant la présence de paracétamol dans les médicaments et le risque d'associer plusieurs médicaments qui en contiennent, afin d'éviter le surdosage. En 2008, une campagne d'aide à l'automédication mentionnait le risque hépatique en cas de surdosage de paracétamol. À l'heure où j'écris ce livre, toute publicité dans les médias doit mentionner : « Ce médicament contient du paracétamol. Attention au risque pour le foie en cas de surdose », et chaque boîte « Surdosage = Danger. Dépasser la dose peut détruire le foie ».

Depuis le 1er janvier 2020, le paracétamol, toujours en vente libre, se trouve derrière le comptoir afin que le pharmacien puisse informer le consommateur des risques liés à sa consommation. Pourtant, cela ne suffit pas à éliminer le risque de surdosage, car il existe de nombreux médicaments qui contiennent du paracétamol en association avec d'autres substances, et le patient n'en est pas toujours informé. Plus de 200 médicaments contenant du paracétamol sont actuellement disponibles pour soulager les douleurs, faire tomber la fièvre ou traiter les symptômes d'un rhume, parmi lesquels :

- IXPRIM, qui contient du paracétamol et du tramadol,
- IZALGI, qui contient du paracétamol et de la poudre d'opium,
- LAMALINE, qui contient du paracétamol, de la poudre d'opium et de la caféine.

Conseil pratique
Attention, il faut bien lire la notice pour connaître la composition du médicament.
Le paracétamol reste la première cause de greffe du foie d'origine médicamenteuse en cas de surdosage.

Les anti-inflammatoires non stéroïdiens (AINS)

De même, les anti-inflammatoires non stéroïdiens (AINS) peuvent être aussi toxiques pour le foie. En voici quelques exemples :

- le diclofénac : VOLTARÈNE et génériques,

- le kétoprofène : PROFÉNID,
- l'ibuprofène : ADVIL, NUROFEN, BRUFEN, etc.
- le naproxène : NAPROXÈNE,
- l'alminoprofène : MINALFENE,
- le piroxicam : FELDENE,
- le ténoxicam : TILCOTIL,
- l'indométacine, etc. : INDOCID.

Les autres médicaments à surveiller

Un grand nombre d'antibiotiques peuvent être dangereux pour le foie :
- l'amoxicilline/acide clavulanique : AUGMENTIN et génériques,
- l'érythromycine : ERY, ERYTHROCINE,
- les tétracyclines et notamment la MYNOCINE,
- les macrolides : CLARITHROMYCINE ZECLAR et génériques,
- la ciprofloxacine : CIFLOX et génériques.

Tous ces antibiotiques, même à dose normale, peuvent provoquer des atteintes hépatiques quelques jours après leur prise.

De façon plus rare, certains antifongiques comme le kétoconazole et la terbinafine peuvent provoquer des atteintes hépatiques.

Le nizoral a été retiré du marché en raison de son hépatotoxicité.

La plupart des antiépileptiques sont également facteurs d'atteintes hépatiques :
- l'acide valproïque/valproate : DÉPAKINE,
- la carbamazépine : TEGRETOL,
- le felbamate : TALOXA,
- la gabapentine : NEURONTIN,

- le lévétiracetam : KEPPRA,
- la phénytoïne : DILANTIN, DI-HYDAN,
- la prégabaline : LYRICA.

Les médicaments à visée cardiovasculaires :

- les statines et antiarythmiques comme l'amiodarone (CORDARONE et génériques), la disopyramide (RYTHMODAN), le dronédarone (MULTAQ),
- les anticoagulants oraux AVK et non AVK

Conseil pratique

Lorsque l'on est consommateur de ces médicaments, un contrôle régulier de la fonction hépatique par des dosages des transaminases, de la bilirubine et autres tests permettront de dépister une éventuelle toxicité et éviter des complications. Grâce à la lecture des résultats de la prise de sang, on peut reconnaître s'il y a ou non atteinte du foie. Si c'est le cas, il faut en parler avec son médecin et envisager l'hypothèse du médicament.

Le thé vert

Attention également aux plantes médicinales comme le thé vert (*camellia sinensis*) qui aurait des vertus amaigrissantes et peut provoquer des hépatites aiguës. La guérison est en général rapide mais le risque de décès est estimé à 10 % lorsque la consommation est excessive[3]. Si la plupart des gens peuvent boire 3 à 4 tasses de thé par jour sans effets indésirables, certains peuvent ressentir des effets indésirables à des doses plus faibles.

3. « The impact of green tea polyphenols on development and reproduction in Drosophila melanogaster », *Journal of Functional Food*, janvier 2016.

Le thé vert est une des boissons les plus consommées au monde. Il est reconnu comme ayant des bienfaits pour la santé en particulier en cas d'excédent de poids et d'augmentation du métabolisme des graisses. Il est admis que c'est un brûleur de graisses. Ses extraits sont utilisés dans plusieurs préparations commerciales pour ces propriétés potentielles, bien qu'aucune démonstration solide de son efficacité chez l'homme n'ait été apportée jusqu'à présent. C'est à partir de 1999 que les premières atteintes hépatiques liées à la consommation de thé vert ont été notifiées. Entre 1999, date de la commercialisation en France, et avril 2003, 13 cas d'atteinte hépatique ont été recensés par la pharmacovigilance[4], dont 9 en France et 4 en Espagne. La fréquence est estimée à 1 cas sur 80 000. L'atteinte est essentiellement observée chez les femmes entre 40 et 45 ans, dont la durée de consommation est comprise entre 9 jours et 5 mois. Un cas d'hépatite fulminante a conduit à une transplantation hépatique. Devant ces constatations, la vigilance s'impose surtout en cas de consommation excessive.

Insuffisance rénale et médicaments

Les reins sont la voie d'élimination principale de la plupart des médicaments. Dans les atteintes rénales, on distingue les insuffisances rénales fonctionnelles et les insuffisances rénales organiques.

Si la fonction d'élimination du rein est altérée, par diminution du débit rénal par exemple, on parle alors d'insuffisance rénale fonctionnelle. Le rein, lui, n'est pas lésé. Au contraire, avec l'insuffisance rénale organique,

4. *Bulletin d'information du département de pharmacologie du CHU de Bordeaux*, n°54, avril 2003.

les reins sont touchés soit de façon constitutive dans le cas des maladies héréditaires, soit de manière acquise et l'origine est alors multifactorielle (infectieuse, toxique). Une insuffisance rénale peut évoluer de façon brutale, en quelques heures ou quelques jours (insuffisance rénale aiguë), ou s'installer en plusieurs semaines ou plusieurs mois (insuffisance rénale organique). L'insuffisance rénale aiguë est souvent réversible, mais évolue parfois vers une insuffisance rénale chronique. Elle est parfois mortelle. En revanche, l'insuffisance rénale chronique est irréversible et progressive. Les deux peuvent parfois aboutir à un stade ultime à la dialyse rénale.

En France, on estime à plus de 3 millions le nombre de personnes atteintes par une maladie rénale chronique, dont les deux tiers environ présentent une insuffisance rénale chronique. Cette maladie est souvent silencieuse pendant des années, ce qui explique qu'elle soit sous-diagnostiquée. De ce fait, plus de 11 000 personnes apprennent chaque année qu'elles souffrent d'une insuffisance rénale chronique terminale nécessitant une dialyse ou une greffe. Un tiers d'entre elles sont dialysées en urgence et n'ont pas été préparées à cette échéance. Par ailleurs 38 000 personnes sont porteuses de greffon rénal et 12 500 patients sont en attente d'une greffe de rein, tandis que plus de 46 000 personnes sont sous dialyse[5].

Conseil pratique

Une simple prise de sang suffit pour savoir s'il existe une atteinte de la fonction rénale, en pratiquant le dosage de la créatinine ou la clearance de la créatinine (rapport entre le débit d'élimination de la créatinine par les reins à travers l'urine et sa concentration dans

5. Académie de pharmacie, 12 février 2019.

le sang). Il y a quelques décennies, on dosait l'urée dans le sang, ce qui est toujours possible, mais celui de la créatinine est beaucoup plus précis. On parle d'insuffisance rénale lorsque la créatinine est supérieure à 15 mg. C'est alors au praticien d'explorer la cause de cette atteinte.

L'insuffisance rénale fonctionnelle

Médicaments responsables d'atteinte rénale

- Les inhibiteurs de l'enzyme de conversion (IEC): bénazépril (génériques), captopril (génériques), cilazapril (JUSTOR), énalapril (RENITEC), fosinopril (génériques), imidapril (TANATRIL), lisinopril (ZESTRIL), moexipril (MOEX), périndopril (COVERSYL), quinapril (ACUITEL), ramipril (TRIATEC), trandolapril (ODRIK), zofénopril (ZOFENIL).
- Les sartans ou ARA II: candésartan (ATACAND, KENZEN), éprosartan (TEVETEN), irbésartan (APROVEL), losartan (COZAAR), olmésartan (OLMETEC), telmisartan (MICARDIS ou PRITOR), valsartan (TAREG ou NISIS).
- Les diurétiques: furosémide (LASILIX), altizide (ALDACTONE), chlortalidone (HYGROTON), cicletanine (TENSTATEN), clopamide (VISKALDIX), hydrochlorothiazide (ESIDREX), indapamide (FLUDEX), methylclothiazide (ISOBAR), amiloride (MODURETIC), éplérénone (INSPRA), spironolactone (ALDACTONE), triamtérène.
- Les AINS, dont l'aspirine et les coxibs.
- Les IEC, avec lesquels les risques augmentent en cas de déshydratation ou lorsque ces médicaments sont associés entre eux ou avec des AINS.
- La consommation régulière et prolongée ou à doses importantes d'antalgiques est à l'origine d'atteintes rénales.

De nombreux médicaments favorisent la survenue d'une insuffisance rénale fonctionnelle. Les personnes âgées, les sujets déshydratés ou les personnes diabétiques y sont plus vulnérables. L'insuffisance rénale médicamenteuse est cependant souvent prévisible et évitable. Parfois, elle apparaît sans lien avec la dose et sans facteur de risque identifié. Elle est souvent réversible dès l'arrêt du médicament.

Une étude publiée en 2019[6] a été réalisée auprès de 764228 militaires qui ont servi dans l'armée américaine entre 2011 et 2014. 86% d'entre eux étaient des hommes âgés en moyenne de 26 ans, donc jeunes et en bonne santé. On a étudié la néphrotoxicité (atteinte toxique du rein) des AINS dans cette population[7]. Résultats : 3 militaires sur 1 000 souffraient d'une insuffisance rénale aiguë et 2 pour 1 000 d'une maladie rénale chronique. La comparaison avec les personnes qui n'avaient pas reçu d'AINS a révélé un risque de complications rénale supérieur de 20% dans le groupe exposé aux AINS. Les auteurs de l'étude ont montré que les exercices physiques intenses avec déshydratation au cours des entraînements des soldats dans des régions chaudes constituent également une situation à risque. **Ces résultats incitent à informer les personnes sportives des risques provoqués par les AINS en cas d'exercices physiques intenses, surtout lors de fortes chaleurs.**

De même, de nombreuses observations d'insuffisance rénale ont été constatées lors d'applications locale d'AINS

6. *Prescrire*, t. 39, n°430, août 2019.

7. Les AINS les plus utilisés étaient l'ibuprofène (804471 prescriptions de BRUFEN ou autre, dont 78% avec 3 prises de 800 mg par jour) ou le naproxène (376078 prescriptions de NAPROSYNE ou autre, dont 96% avec 2 prises de 500 mg par jour).

sous forme de pommades, disponibles avec ou sans ordonnance et utilisées en traumatologie bénigne.

Conseil pratique

Il est prudent d'éviter certains médicaments chez les patients qui ont des antécédents d'effets indésirables liés aux AINS. Voici les plus importants :
– l'acide niflumique : NIFLURIL ou équivalent,
– le bufexamac : PARFENAC ou équivalent,
– le diclofénac : VOLTARÈNE ou équivalent,
– l'ibuprofène : DOLGIT ou équivalent,
– le kétoprofène : PROFENID gel ou équivalent.

Enfin, les diurétiques peuvent être dangereux pour le rein, car ils entraînent une baisse de sodium dans le sang et une possible augmentation du potassium. Ils doivent par conséquent être évités en cas d'insuffisance rénale.

Là encore, attention aux associations de médicaments : le risque d'insuffisance rénale aiguë est majoré en cas d'association de diurétiques avec les AINS et/ou des médicaments bloquant le système rénine angiotensine. Enfin, chez les patients hypertendus exposés aux AINS, le risque d'insuffisance rénale aiguë par interaction médicamenteuse est majoré.

Conseil pratique

Il est conseillé aux personnes traitées par des médicaments qui perturbent la fonction rénale d'observer une bonne hydratation (boire 2 à 3 litres par jour) et de contrôler régulièrement leur fonction rénale. On sera encore plus vigilant avec les patients diabétiques, hypertendus et âgés.

L'insuffisance rénale organique

L'insuffisance rénale peut aussi être organique. Dans ce cas, elle peut être provoquée par certains médicaments dits néphrotoxiques. Les lésions organiques qu'ils entraînent peuvent être irréversibles. Avec les antibiotiques de type gentamicine, les facteurs de risque sont la dose et la durée du traitement chez les patients âgés ou déshydratés. D'autres antibiotiques comme la vancomycine, la céfalexine ou des antifongiques comme l'amphotéricine entraînent des atteintes rénales organiques le plus souvent réversibles à l'arrêt du traitement, mais parfois à l'origine d'insuffisance rénale chronique.

Les antiviraux, aciclovir (ZOVIRAX), ténofovir (VIREAD), valaciclovir (générique), et les immunodépresseurs, les produits de contraste sont souvent à l'origine d'insuffisance rénale organique.

Médicaments pouvant endommager les reins

1. Les antihypertenseurs
2. Les AINS
3. Les antibiotiques de la famille des aminosides
4. Les antiviraux

Médicaments et fonctions cérébrales

Après le foie et le rein, le cerveau est le troisième organe qui peut être touché lors de la prise de médicaments. Certains médicaments antiallergiques, antidouleurs et antidépresseurs contiennent des substances qui empêchent la transmission des impulsions électriques entre les cellules nerveuses et qui agiraient sur la réactivité du cerveau et de la mémoire.

Beaucoup de médicaments possèdent des propriétés anticholinergiques : les neuroleptiques, les antidépresseurs, les antihistaminiques. Les personnes âgées sont les plus sensibles à leurs effets : elles peuvent présenter des troubles cognitifs, de l'équilibre et de la marche. De faibles doses de médicaments peuvent suffire pour déclencher des signes graves d'intoxication. De plus, certains tranquillisants, somnifères, antihistaminiques et antidouleurs, dont certains accessibles sans ordonnance et fréquemment pris en automédication, contiennent des substances « cachées ». Par exemple, on retrouve dans les décongestionnants ORL des antihistaminiques (diphénhydramine ou doxylamine) qui peuvent entraîner des effets de somnolence, de perte de vigilance, etc.

En vieillissant, notre cerveau devient plus sensible aux effets des médicaments, et certains d'entre eux peuvent avoir un impact sur la mémoire, perturber l'attention ou le langage. Par exemple les tranquillisants entraînent parfois une perte de la mémoire immédiate : oublier ses clés, ne plus se souvenir de la date d'un rendez-vous sont des troubles fréquemment rencontrés chez les personnes âgées ; les médicaments comme les benzodiazépines peuvent accélérer ce processus et altérer notre mémoire. Prendre des tranquillisants ou des somnifères expose à cinq fois plus de risques d'avoir des problèmes de mémoire (perte de mémoire des faits récents alors que la mémoire ancienne est conservée ; on ne souvient plus de ce que l'on vient de faire ou de ce que l'on a fait la veille mais on garde intacte la mémoire des événements de plus de dix ou quinze ans). Les tranquillisants, les somnifères, les antihistaminiques, les antidépresseurs occasionnent de plus des risques de somnolence, de troubles du comportement. On y reviendra plus loin.

Médicaments pouvant endommager le cerveau (troubles de la mémoire, de la vigilance, de l'attention)

1. les neuroleptiques ou antidépresseurs ou tranquillisants
2. les hypnotiques ou somnifères
3. les antiallergiques ou les antihistaminiques
4. les antidouleurs (opioïdes)

Interaction médicamenteuse : les liaisons potentiellement dangereuses

On a vu que la grande majorité des malades consomment plusieurs médicaments. La prise simultanée et concomitante de médicaments différents peut interagir entre eux et un médicament peut modifier les effets d'un autre. On parle d'interaction médicamenteuse. Elle peut se traduire :

– soit par un antagonisme, le médicament associé diminue voire supprime les effets de l'autre médicament,
– soit par une potentialisation, le médicament associé augmente l'effet de l'autre médicament ou majore ses effets secondaires,
– soit par une action synergique, l'association de deux médicaments de même action pharmacologique permet d'obtenir un effet plus important que l'effet des médicaments pris séparément.

Avec certains médicaments, dits « à marge thérapeutique étroite », l'écart entre la dose thérapeutique et la dose toxique est faible et toute légère variation des dosages peut entraîner des modifications des concentrations du médicament. **Les antiépileptiques et les extraits thyroïdiens sont sensibles à des minimes**

variations de posologies qui entraînent des fluctuations des propriétés pharmacologiques. C'est pour cela que pour ces classes thérapeutiques, on ne recommande pas de prendre des génériques.

Les médicaments à marge thérapeutique étroite

- La digoxine,
- Les antiépileptiques,
- Le lithium,
- Les AVK,
- La théophylline,
- La colchicine,
- Les hormones thyroïdiennes,
- Les immunosuppresseurs,
- Les hypoglycémiants.

Les associations médicamenteuses peuvent provoquer des accidents graves en raison de leurs interactions. Voici quelques associations qu'il est utile de connaître pour éviter des effets indésirables.

Risques liés à l'association des AINS avec d'autres médicaments

- Associés aux anticoagulants, les AINS entraînent un surdosage et par conséquent des hémorragies, en particulier digestives.
- Associés aux antidépresseurs, les AINS augmentent le risque d'hémorragie digestive.
- Associés aux antihypertenseurs comme les diurétiques, les bêtabloquants ou les IEC, les AINS diminuent leurs effets.
- Deux AINS associés entre eux, y compris l'aspirine, majorent leurs effets indésirables.

Risques d'hypotension

Associés aux antihypertenseurs, certains médicaments diminuent la pression artérielle et ainsi augmentent l'effet des premiers et exposent au risque d'hypotension :

- les alphabloquants, utiles dans le traitement symptomatique de l'adénome de la prostate (XATRAL, JOSIR, OMIX, URION, etc.),
- les tranquillisants de type benzodiazépines (voir annexes),
- les neuroleptiques (SOLIAN, TERCIAN, LOXAPAC, ZYPREXA, RISPERDAL),
- les médicaments utilisés dans le traitement des troubles de l'érection (VIAGRA, LEVITRA et CIALIS).

Risques d'hypertension

Au contraire, d'autres médicaments augmentent la pression artérielle et exposent à un risque d'hypertension lorsqu'ils sont associés entre eux :

- les corticoïdes associés aux AINS entraînent une rétention de sel (SOLUPRED, CORTANCYL, MEDROL),
- les antidépresseurs, les amphétamines (SIBUTRAL, RITALINE, ZYBAN), les décongestionnants nasaux, qui contiennent de l'éphédrine qui ont des propriétés vasoconstrictrices et qui par conséquent peuvent élever la tension,
- les triptans, utilisés dans le traitement de la migraine (ZOMIG, RELPAX, ALMOGRAN, NARAMIG).

Risques d'hyperglycémie

Certains médicaments augmentent la glycémie. Chez les patients non diabétiques, la survenue d'une glycémie élevée est parfois due à un effet secondaire de médicaments.

En général, l'arrêt du médicament en question entraîne une disparition de l'hyperglycémie.

Les médicaments responsables sont :

- les corticoïdes (CORTANCYL, SOLUPRED, MEDROL, etc.),
- les neuroleptiques (HALDOL, RISPERDAL, ZYPREXA),
- les hormones œstroprogestatives (pilules contraceptives),
- les diurétiques et les correcteurs de l'hypothyroïdie (LEVOTHYROX) qui imposent des contrôles réguliers.

Par conséquent avant d'affirmer le diagnostic de diabète sur des chiffres élevés de glycémie, il faut penser à une cause médicamenteuse.

Risques d'hypoglycémie

À l'inverse, de nombreux médicaments entraînent une diminution de la glycémie. Chez les patients diabétiques, l'hypoglycémie est l'effet indésirable le plus fréquent des traitements à l'insuline. Tous les patients sous insuline le savent et adaptent leur posologie.

- Il existe des médicaments qui augmentent la sécrétion de l'insuline et peuvent donc provoquer des hypoglycémies comme les sulfamides hypoglycémiants (DIAMICRON, DAONIL et leurs génériques).
- À forte dose, l'aspirine peut faire baisser la glycémie.
- Chez les personnes âgées et les personnes ayant une insuffisance rénale, le tramadol peut entraîner des cas d'hypoglycémie.

Autres risques

Il existe d'autres interactions médicamenteuses ou liaisons dangereuses :

- Association de plusieurs médicaments antihypertenseurs : risque de chute de tension et d'insuffisance rénale.

- Association d'AINS et d'hypertenseurs (IEC) ou de diurétiques, risque d'insuffisance rénale.
- Association de plusieurs psychotropes ou de psychotropes et d'antihypertenseurs, risque de chute.
- Association d'AVK et d'AINS, risque d'hémorragies.

Les médicaments dans la vraie vie

Prendre un médicament tous les jours est un geste banal, répétitif pour des millions de Français. Cependant, avaler un médicament n'est pas un geste anodin. Certaines circonstances de l'existence et certaines situations (type d'alimentation, chaleur ou froid) peuvent modifier le bon fonctionnement du médicament.

Interactions entre médicaments et alimentation

Manger comme d'habitude peut interférer avec la prise de médicament et certains aliments peuvent accentuer les effets indésirables ou diminuer l'efficacité d'un médicament.

Le jus de pamplemousse

L'exemple le plus typique est celui du jus de pamplemousse. L'absorption intestinale de certains médicaments est régulée par la présence d'une molécule chimique appelée cytochrome P450. Certaines substances contenues dans le pamplemousse (la bergamottine et le dihydroxybergamottine) augmentent l'absorption intestinale des médicaments. Il en résulte une majoration des effets secondaires des médicaments, équivalente à un surdosage.

Conseil pratique

Le jus de pamplemousse est à éviter chez les personnes prenant des médicaments contre le cholestérol (statines) car il risque de provoquer des atteintes musculaires graves.

Un jus de pamplemousse pris en même temps que la simvastatine et (ZOCOR ou générique) peut multiplier par quinze l'absorption du médicament et provoquer des atteintes musculaires graves.

De même, l'association pamplemousse et immuno-suppresseurs peut endommager le rein.

Pour les amateurs et les inconditionnels du jus de pamplemousse, on conseille fortement de consommer sa boisson de préférence deux heures avant la prise de médicaments.

On doit par ailleurs éviter les agrumes (citron, pamplemousse et orange) si l'on prend des AINS ou de l'aspirine, car leur acidité s'ajoute à celle des médicaments et cela risque de déclencher des brûlures d'estomac ou des reflux acides. Il est conseillé de prendre les AINS au milieu des repas pour limiter les effets indésirables.

Autres interactions dangereuses avec l'alimentation

Les aliments riches en vitamine K comme les épinards, le chou, le persil, la laitue, les brocolis diminuent l'efficacité des AVK et donc augmentent le risque de thrombose. Ils doivent être consommés avec modération.

Le café et certains médicaments ne font pas bon ménage : l'association de la caféine avec certains antibiotiques comme la ciprofloxacine (CIFLOX, UNIFLOX), la norfloxacine (NOROXINE), des antibiotiques utilisés dans le traitement des infections urinaires, entraîne un surdosage en caféine qui se traduit par des palpitations, des tremblements, des sueurs, un état d'excitation.

Bien évidemment, l'alcool est à éviter avec tous les médicaments qui réduisent la vigilance. Il majore la somnolence et réduit les réflexes lorsqu'il est associé à des benzodiazépines ou tranquillisants, des antidépresseurs, des dérivés morphiniques, des antiallergiques.

La réglisse ou les boissons anisées sont contre-indiquées chez les personnes hypertendues, car elles augmentent l'hypertension artérielle (HTA).

Conseil pratique

Éviter de boire du café, du thé ou des sodas contenant de la caféine pendant la durée du traitement antibiotique.

L'alcool est à éviter avec tous les AINS et l'aspirine, car il augmente le risque de brûlures gastriques ou de reflux.

Médicaments et grand froid

Un épisode de grand froid peut entraîner des modifications des systèmes cardiaque, respiratoire et endocrinien et aggraver des maladies déjà existantes. L'hypothermie se caractérise par une température corporelle égale ou inférieure à 35 °C. Plusieurs facteurs individuels et de conditions de travail peuvent conduire à des changements dans l'adaptation de l'organisme au froid. Le grand âge, être sans abri ou malnutri, le travail en plein air, les affections cardiaques, respiratoires ou neuropsychiatriques sont des facteurs de risques de l'altération du corps humain au froid.

Certains médicaments, du fait de leurs propriétés pharmacologiques, peuvent être tenus responsables de la survenue ou de l'aggravation de symptômes liés au froid. Certains peuvent contribuer à aggraver une hypothermie, voire la provoquer. Parmi ces médicaments, citons :

- les neuroleptiques (SOLIAN, TERCIAN, LOXAPAC, ZYPREXA, RISPERDAL),
- les tranquillisants de type benzodiazépine,
- les barbituriques, qui inhibent le mécanisme du système nerveux central,
- certains antiépileptiques comme le GARDÉNAL (voir Annexes).

Les médicaments agissant sur la vigilance comme les benzodiazépines peuvent altérer les capacités de l'organisme à lutter contre le froid.

Conseil pratique

En cas de grand froid, il est indispensable d'informer les patients prenant des psychotropes des risques d'hypothermie et de les inciter à se protéger du froid.

Médicament et grande chaleur

Les grandes chaleurs entraînent des suées, et donc une déshydratation. Lorsqu'on prend des diurétiques, dont le but est d'éliminer l'eau, ceux-ci aggravent l'état de déshydratation, ce qui entraîne somnolence, fatigue, etc.

On a connu récemment des étés caniculaires qui ont provoqué des morts et des milliers d'hospitalisations (comme celui de 2003, lors duquel on a compté en France près de 15 000 morts).

- Les diurétiques peuvent provoquer des déshydratations et aggraver l'état d'épuisement.
- De façon plus rare, les antihypertenseurs et les antidiabétiques peuvent aggraver les effets de la chaleur et altérer la fonction rénale.

- Les médicaments antidiabétiques comme les biguanides (METFORMINE) et les sulfamides (DIAMICRON, DAONIL, etc.) voient leur action impactée par la déshydratation.
- Il en est de même des antiépileptiques (TEGRETOL, LAMICTAL, GARDENAL, DÉPAKINE) et de certains médicaments psychiatriques.

Conseil pratique

Dans ces situations de grande chaleur, boire beaucoup d'eau et prendre souvent des douches permet de se réhydrater afin de favoriser le bon métabolisme des médicaments.

CHAPITRE IV

LES RISQUES DES MÉDICAMENTS LES PLUS CONSOMMÉS

« Tout médicament peut exposer à des risques, parlez-en à votre pharmacien » : voici ce qui est annoncé dans les publicités télévisées pour les médicaments et écrit sur les affiches publicitaires. C'est une vérité : tout médicament peut exposer à des risques. Le risque zéro n'existe pas.

Mais connaît-on vraiment tous ces risques et les dangers potentiels de ces médicaments ? Les pharmaciens ou les médecins sont-ils suffisamment bien formés et informés de leurs effets indésirables et des risques d'interaction ? Peut-on se dédouaner en mentionnant cette vérité ? Pour ma part, je tiens à préciser les effets indésirables des médicaments les plus consommés et les plus prescrits. Je commencerai par les médicaments antidouleur : on distingue les antalgiques qui combattent la douleur et les analgésiques qui suppriment la douleur. Puis je poursuivrai avec les anti-inflammatoires, avant de mentionner quelques risques supplémentaires.

Les antalgiques (aspirine, paracétamol et AINS)

Dans la classe thérapeutique des antalgiques, on trouve l'aspirine (acide acétylsalicylique), le paracétamol et les AINS, que l'on consomme par millions de boîtes chaque année. Il existe de nombreux médicaments associant plusieurs molécules (on parle d'associations fixes). Certains d'entre eux contiennent de l'aspirine ou du paracétamol et le malade l'ignore souvent.

Les associations courantes à surveiller sont les suivantes:
- aspirine/codéine,
- aspirine/caféine,
- aspirine/paracétamol/caféine,
- aspirine/paracétamol/codéine.

Conseil pratique
Il faut toujours lire attentivement la notice et la composition sur les boîtes des médicaments.

Aspirine: risques et contre-indications

Les risques liés à l'aspirine

Avec l'aspirine, le risque le plus sérieux est celui d'agression de la muqueuse de l'estomac, qui peut entraîner des hémorragies, des ulcérations ou des perforations. Ce risque est accru en cas d'utilisation concomitante d'anticoagulants, d'antiagrégants plaquettaires ou d'anti-inflammatoires. Un protecteur gastrique doit être envisagé chez les patients qui associent ces médicaments.

Le deuxième grand risque de l'aspirine est celui de réactions allergiques d'hypersensibilité, comme l'urticaire, l'œdème de Quincke, les bronchospasmes (contraction brutale des muscles des bronches) dans certains cas. Les personnes présentant un asthme associé à une rhinite chronique ou une sinusite ont un risque plus élevé de manifestations allergiques lors de la prise d'aspirine que le reste de la population.

Là encore, les associations avec d'autres médicaments peuvent s'avérer dangereuses : l'aspirine à fortes doses associée à un diurétique majore le risque d'insuffisance rénale ; chez le diabétique, elle majore le risque d'hypoglycémie.

Enfin, l'aspirine est contre-indiquée à partir du sixième mois de la grossesse car elle peut exposer le fœtus à une toxicité cardiopulmonaire ainsi qu'un dysfonctionnement rénal pouvant aller jusqu'à l'insuffisance rénale.

Elle est également à éviter chez les enfants présentant une affection virale (grippe ou varicelle) en raison du risque accru de syndrome de Reye (vomissements et troubles de la conscience).

En dernier lieu, l'aspirine peut à elle seule, de façon plus rare, entraîner des bourdonnements d'oreilles, des vertiges et une baisse de l'acuité auditive.

Conseil pratique

Compte tenu de l'effet fluidifiant sanguin de l'aspirine apparaissant dès de très faibles doses et persistant plusieurs jours, on doit prévenir le malade des risques hémorragiques en cas de geste chirurgical, même mineur comme une extraction dentaire par exemple.

Aspirine:
posologie quotidienne maximale recommandée

La posologie quotidienne maximale recommandée est de:

- 3g/jour chez l'adulte,
- 2g/j chez les personnes âgées,
- chez l'enfant, on doit respecter les posologies en fonction du poids. La dose quotidienne recommandée est d'environ 60 mg/kg/jour, à répartir en 4 à 6 prises soit 15mg/kg toutes les 6 heures ou 10 mg/kg toutes les 4 heures.

La durée du traitement ne doit pas dépasser 3 jours en cas de fièvre et 5 jours en cas de douleurs.

Un surdosage aigu peut engager le pronostic vital avec convulsions, hypoglycémie, insuffisance respiratoire, atteinte cardiovasculaire et coma. Il faut être prudent en cas d'insuffisance rénale ou hépatique sévère.

Le paracétamol: risques et contre-indications

Les risques liés au paracétamol

Un autre médicament largement utilisé en cas de douleur, le paracétamol, peut provoquer des atteintes iatrogéniques. Le risque majeur de ce produit est la toxicité du foie. Là encore un grand nombre de médicaments en contiennent sans que le malade le sache nécessairement. Il existe des associations fixes de:

- paracétamol/codéine,
- paracétamol/poudre d'opium/caféine,
- paracétamol/tramadol.

Paracétamol :
posologie quotidienne maximale recommandée

La dose totale de paracétamol ne doit pas dépasser 4g/j chez l'adulte et 60 mg/kg/jour chez l'enfant.

Le tramadol

Le tramadol est un médicament dont la prescription et la consommation augmentent de façon considérable actuellement. Commercialisé pour la première fois en Allemagne en 1977, il est largement consommé en France depuis le retrait du marché du dextropropoxyphène (un antalgique comme le DI-ANTALVIC et ses dérivés).

Les risques liés au tramadol

Le tramadol entraîne une somnolence et des sensations vertigineuses : par conséquent, il faut rester vigilant en conduisant sa voiture ou si l'on utilise des machines. Il peut également provoquer des états confusionnels et des hallucinations, surtout chez les personnes âgées.

Le tramadol provoque une dépendance psychique et physique. Tous les experts admettent qu'il expose à un risque plus élevé de mortalité que les autres antalgiques. Nous aborderons ce sujet capital dans un chapitre spécifique (voir p. 127).

Tramadol :
posologie quotidienne maximale recommandée

La dose totale de tramadol ne doit pas dépasser 400 mg par jour : soit 1 comprimé de tramadol 50 ou 100 mg toutes les 4 à 6 h.

Il ne faut pas prendre de tramadol avant l'âge de 15 ans.

La codéine : risques et contre-indications

La codéine est un dérivé de la morphine, et souvent associée à l'aspirine, à l'ibuprofène, au paracétamol ou au paracétamol et à l'aspirine à la fois.

Les risques liés à la codéine

Par conséquent, la codéine peut entraîner un effet sédatif, présente un risque de bronchospasmes et de pauses respiratoires, de troubles psychiques de type confusion et hallucination.

Par ailleurs, la codéine, comme tous les morphiniques, entraîne des nausées, des vomissements, une constipation et une rétention d'urine.

Enfin, en cas de traitement prolongé, il y a un risque de dépendance et un syndrome de sevrage en cas d'arrêt brutal.

Là encore les associations avec d'autres médicaments, comme les antidépresseurs, les anxiolytiques, les antihistaminiques, entraînent une augmentation de l'effet sédatif.

Codéïne :
posologie quotidienne maximale recommandée

La dose totale de codéine ne doit pas dépasser 6 mg par kilo de poids et par jour. Soit, pour une personne de 60 kg, 360 mg par jour.

La codéine ne doit pas être administrée aux enfants de moins de 12 ans. Pour les patients de 12 à 18 ans, la posologie recommandée est d'environ 3 mg/kg/jour de codéine à répartir en 4 prises, soit environ 0,5 à 1 mg/kg toutes les 6 heures.

Les anti-inflammatoires non stéroïdiens (AINS) : risques et contre-indications

Nous consommons beaucoup d'anti-inflammatoires non stéroïdiens. On estime qu'environ 30 millions de personnes utilisent les AINS chaque année[1], et dans la majorité des cas ce sont les généralistes qui les prescrivent. Les médicaments de cette classe thérapeutique agissent en bloquant la fabrication des prostaglandines impliquées dans le phénomène inflammatoire. Ils sont largement utilisés en raison de leur action antidouleur et anti-inflammatoire dans de nombreuses indications : les maladies rhumatismales, la traumatologie (entorse, tendinites, etc.), les douleurs ostéomusculaires…

Il existe deux types d'AINS :

- Les AINS traditionnels, comme le diclofénac (VOLTARENE), l'ibuprofène, le kétoprofène (PROFENID), le naproxène (NAPROSYNE), etc.
- Les coxibs comme le célécoxib (CELEBREX), l'étoricoxib (ARCOXIA) ou le parécoxib (DYNASTAT).

Les plus prescrits sont l'ibuprofène (20 %) le kétoprofène (15 %), le diclofénac (15 %) et le piroxicam (12 %)[2]. Selon les données de l'Assurance maladie, près d'un patient sur sept se verrait prescrire un AINS pendant une durée moyenne de trente jours. 12 % d'entre eux ont entre 65 et 75 ans et environ 10 % des plus de 75 ans seraient exposés.

1. P. Lévy, S. Fanello, J. Pivette, E. Parot-Schinkel, G. Le Grand, J. Schoux, P. Le Bodo, « Anti-inflammatoires non stéroïdiens et risques iatrogènes potentiels : analyse des données de l'Assurance maladie », *Revue médicale de l'Assurance maladie*, vol. 36 n° 2, avril-juin 2005.

2. Données de l'Assurance maladie, 2018.

Toxicité digestive

Les anti-inflammatoires non stéroïdiens sont des médicaments agressifs pour la muqueuse gastrique, pouvant entraîner des hémorragies, des ulcérations ou des perforations de l'estomac. Le risque de saignement est augmenté en cas de prise concomitante d'aspirine, d'anticoagulants oraux (AVK) ou de médicaments qui comportent eux aussi un risque de saignement digestif, comme les corticoïdes ou les antidépresseurs. Les AINS ne présentent pas tous le même niveau de gastrotoxicité : les coxibs sont deux fois moins agressifs pour la muqueuse gastrique que les AINS classiques.

Cependant, la toxicité digestive des AINS ne se limite pas à l'estomac mais touche aussi le colon, l'intestin grêle et le rectum. Les mécanismes de ces effets secondaires sont complexes et mal élucidés. On constate des accélérations du transit (diarrhée), parfois des ulcérations, occlusions ou perforations du tube digestif ; des perforations du colon ou des hémorragies des diverticules coliques ; des manifestations aiguës de maladies comme la rectocolite hémorragique ou la maladie de Crohn.

Toxicité cardiovasculaire

À côté de ces effets secondaires digestifs bien connus des médecins et bien perçus par les patients, les AINS présentent des toxicités moins visibles : les toxicités cardiovasculaires. Tous les AINS entraînent une rétention d'eau et de sel, qui peut provoquer des œdèmes des membres inférieurs, une hypertension artérielle et aggraver une insuffisance cardiaque préexistante. Par ailleurs, tous les AINS augmentent la tension artérielle et sont susceptibles de favoriser les accidents comme les infarctus du myocarde et les accidents vasculaires cérébraux.

Plus que les AINS classiques, les AINS de la famille des coxibs présentent un risque d'accidents vasculaires. Ils surviennent surtout chez les personnes ayant eu des antécédents récents d'angor (angine de poitrine) ou d'infarctus. Cependant, les patients présentant une hypertension artérielle (HTA) non contrôlée, une insuffisance cardiaque ou une pathologie vasculaire cérébrale et ceux qui ont des facteurs de risque cardiovasculaire (HTA, hyperlipidémie, diabète, tabagisme, etc.) doivent faire l'objet d'une évaluation approfondie avant la prescription de ces médicaments. Devant l'observation de ces effets indésirables cardiovasculaires, la Commission de transparence de la Haute Autorité de santé de 2007 a dû modifier le résumé des caractéristiques du produit CELEBREX avec notamment l'ajout de « contre-indication en cas de cardiopathie ischémique avérée, d'insuffisance cardiaque congestive ou d'artériopathie périphérique ».

Toxicité hépatique

De même, tous les AINS peuvent être à l'origine d'hépatites, avec une fréquence plus élevée chez la personne âgée.

> ***Conseil pratique***
> *Devant des signes cliniques tels qu'une fatigue, des douleurs abdominales ou des vomissements chez une personne âgée, on pensera à une toxicité hépatique et on demandera à son médecin un dosage biologique des fonctions du foie.*

Toxicité rénale

Les AINS présentent aussi une toxicité rénale et peuvent entraîner une insuffisance rénale, une rétention d'eau se traduisant par des œdèmes des membres inférieurs et une augmentation de la tension artérielle.

Certaines interactions médicamenteuses sont à éviter avec les AINS chez les patients hypertendus traités ou chez les patients à risque (personnes âgées, diabétiques ou déshydratées), car le risque d'insuffisance rénale est majoré en cas d'association avec les diurétiques et les hypertenseurs (IEC).

Autres risques

Les AINS peuvent aussi provoquer des réactions allergiques avec bronchospasmes, asthme ou rhinite chronique et parfois des réactions cutanées graves, parfois d'évolution fatale, comme des syndromes de Lyell et de Stevens-Johnson.

Enfin, les AINS (en particulier CELEBREX) peuvent augmenter le risque d'accidents vasculaires de type thrombose artérielle et provoquer des insuffisances rénales fonctionnelles par diminution de la filtration du rein. Ce risque est majoré en cas d'hypertension artérielle ou de maladie cardiovasculaire.

Les AINS sont contre-indiqués ou fortement déconseillés pendant la grossesse et l'allaitement, car ils exposent le fœtus à un risque d'atteinte rénale et cardiopulmonaire.

Conseil pratique

Chez les personnes atteintes de maladies cardiovasculaires (AVC, insuffisance cardiaque, angine de poitrine) ou chez les patients présentant des facteurs de risque (comme l'hypertension artérielle, un diabète, une hyperlipidémie, un tabagisme), il est capital d'évaluer le rapport bénéfice/risque et d'informer sur ces risques liés à l'utilisation des AINS de façon continue.

Les tranquillisants et antidépresseurs

La France est une grande consommatrice de tranquillisants et d'antidépresseurs. Malgré une tendance à la baisse depuis 2000, la consommation de tranquillisants ou de benzodiazépines reste toujours élevée. La France est le deuxième plus gros consommateur européen derrière l'Espagne : un Français sur cinq en consomme chaque année[3]. Plus de 117 millions[4] de boîtes de benzodiazépines ont été vendues en 2015 (contre 131 millions en 2012), soit 4 % de la consommation totale de médicaments. On constate par ailleurs une trop longue durée d'exposition chez un grand nombre de patients.

Les médicaments les plus consommés sont :
- l'alprazolam (XANAX),
- le zolpidem (STILNOX),
- le bromazépam (LEXOMIL).

Ils sont prescrits pour soulager un état d'anxiété ou des troubles du sommeil.

Risques et contre-indications

Les risques liés à l'usage des benzodiazépines sont bien connus :
- les troubles du système nerveux, avec des cas de somnolence, de coma et de convulsions,
- les troubles psychiatriques avec majoritairement des états confusionnels,

3. Données de la Direction de la recherche, des études, de l'évaluation et des statistiques (DREES).
4. Source Assurance maladie ; voir « Psychotropes : la consommation a diminué mais reste trop élevée », *Le Figaro*, 6 avril 2017.

- les troubles du comportement : agitation, nervosité, désinhibition avec impulsivité, euphorie, irritabilité,
- les troubles de la mémoire, avec une perte de la mémoire des faits récents,
- les chutes, en particulier chez les personnes âgées,
- une altération des capacités de conduite.

Toutes les études internationales confirment une très forte augmentation du risque d'accidents avec la prise de benzodiazépines, et ce risque est multiplié par huit en cas de prise concomitante d'alcool. La presse fait souvent état d'accidents de voiture ayant provoqué la mort des passagers ou d'autres personnes car les conducteurs étaient sous benzodiazépines, médicaments banalisés et utilisés dans la vie courante.

Il y a en outre un risque de dépendance physique et psychique en cas de consommation prolongée, favorisée par différents facteurs : la durée du traitement, la dose utilisée, les antécédents d'autres dépendances, comme la consommation d'alcool. Il peut par conséquent exister aussi un phénomène de sevrage qui se manifeste dans les jours qui suivent l'arrêt du traitement par une benzodiazépine à posologie normale. Certains symptômes de sevrage sont d'apparence banale, comme l'insomnie, les maux de tête, l'anxiété, des contractures musculaires ou l'irritabilité. D'autres symptômes sont plus rares : agitation, épisode confusionnel, sensation de fourmillement électrique des extrémités, hyperactivité à la lumière et au bruit, parfois phénomènes hallucinatoires et convulsions.

Enfin beaucoup d'études suggèrent la possibilité d'un lien entre consommation de benzodiazépines et le risque de démence chez les personnes âgées.

Les personnes âgées de plus de 75 ans ainsi que les personnes souffrant d'insuffisance hépatique ou rénale présentent un risque d'accumulation des médicaments absorbés : la persistance des molécules dans l'organisme peut alors s'allonger considérablement dans le temps.

> ***Conseil pratique***
> *L'utilisation des benzodiazépines est fortement déconseillée au cours de la grossesse, quel que soit le terme.*

Focus sur le zolpidem : la soumission chimique

Le zolpidem (STILNOX et génériques), un médicament de la classe des benzodiazépines, est indiqué dans le traitement à court terme des insomnies occasionnelles et des insomnies transitoires. Il induit une pharmacodépendance qui se manifeste sous deux formes : d'une part chez des consommateurs chroniques qui en font utilisation thérapeutique mais à doses élevées, d'autre part chez des patients qui l'utilisent dans le cadre de mésusage ou d'un abus.

Le zolpidem est la benzodiazépine la plus consommée et aussi la plus détournée. C'est le médicament le plus cité sur des ordonnances falsifiées présentées dans les pharmacies. Par ailleurs son implication dans les cas de soumission chimique a fortement augmenté. La soumission chimique est l'administration, à l'insu de la victime, d'un ou plusieurs produits psychoactifs (et en particulier des benzodiazépines) à des fins criminelles (viol, actes de pédophilie, etc.). Sur 462 cas de soumissions chimiques enregistrées en 2017 par l'Agence nationale de sécurité des médicaments, 75 % impliquent des médicaments et 4 fois sur 10 ce sont les benzodiazépines qui sont utilisées. En tête, le zolpidem (21 %), suivi de près par le diazépam, le bromazépam puis le zopiclone[5].

Différentes classes d'antidépresseurs

On distingue plusieurs types d'antidépresseurs. Selon leur mode d'action les pharmacologues les classent en substances sérotoninergiques (qui libèrent de la sérotonine).

Les antidépresseurs stimulants

- Le citalopram (SEROPRAM),
- l'escitalopram (SEROPLEX),
- la paroxétine (DEROXAT ou DIVARIUS),
- la fluoxétine (PROZAC),
- la fluvoxamine (FLOXYFRAL).

Ils entraînent des nausées et des vomissements – surtout au début du traitement – qui disparaissent assez vite, des troubles neurologiques de type vertiges, tremblements, céphalées, troubles de la vision ou sensation ébrieuse, troubles de la libido avec une baisse du désir sexuel, ainsi qu'une gêne à l'éjaculation et une diminution de l'érection. Ils peuvent aussi accroître le risque de saignements digestifs ou gynécologiques ou cutanéo-muqueux (hématomes, saignement de nez).

Il est à noter que le citalopram et l'escitalopram provoquent des troubles cardiaques à type d'arythmies.

Le PROZAC contrairement aux autres antidépresseurs, réduit l'appétit et entraîne une perte de poids.

5. *Le Moniteur des pharmacies*, 13 mars 2019, et ANSM, « Soumission chimique, résultats de l'enquête 2017 ».

Les inhibiteurs de la recapture de sérotonine et de noradrénaline

- La duloxétine (CYMBALTA),
- le milnacipran (IXEL),
- le venlafaxine (EFFEXOR, NORSET).

Cette seconde catégorie a un mode d'action différent. Ils entraînent les mêmes effets secondaires décrits ci-dessus, auxquels s'ajoutent des effets indésirables cardiaques comme la tachycardie et l'hypertension.

L'EFFEXOR peut entraîner une élévation de la pression artérielle ainsi qu'une nervosité et une anorexie.

Le CYMBALTA expose au risque d'atteinte hépatique.

Le NORSET a pour effet indésirable fréquent la prise de poids.

> ***Conseil pratique***
> *Les antidépresseurs sont déconseillés durant toute la durée de la grossesse et l'allaitement; il existe un risque de malformations cardiaques chez le fœtus, surtout avec la paroxétine.*

Antidépresseurs et passage à l'acte suicidaire

Quant à la question de savoir si les antidépresseurs poussent au passage à l'acte suicidaire, la réponse est difficile. En effet, si la dépression est une maladie qui peut provoquer des suicides, son traitement empêche théoriquement de passer à l'acte, mais dans certains cas, surtout au début du traitement, on a observé que certains patients prenant des antidépresseurs manifestent une levée de l'inhibition et présentent un risque plus élevé de suicide.

L'Agence américaine du médicament (FDA) a mis en garde dès 2004 sur le risque accru d'idées suicidaires chez les personnes traitées par les antidépresseurs. Elle a recommandé une surveillance étroite de ces médicaments pour détecter des signes d'aggravation de dépression ou d'accroissement des tendances suicidaires. L'Agence européenne pour l'évaluation des médicaments (EMEA) a quant à elle recommandé aux médecins, généralistes ou non, de ne pas prescrire d'antidépresseurs aux adolescents. Sur cette question, les avis des experts sont partagés. Certains considèrent qu'il ne faut pas prescrire d'antidépresseurs aux jeunes et d'autres psychiatres considèrent qu'ils sont parfois utiles et efficaces. La question n'est pas tranchée. **Cependant, chez les jeunes de moins de 25 ans, et en particulier dans la tranche d'âge 18-25 ans, le traitement de la dépression s'accompagne toujours d'une prévention du suicide.**

Ce qui est certain, c'est que l'OMS estime le nombre annuel de morts par suicide dans le monde à 1,5 million à partir de 2020, et que les patients déprimés présentent un haut risque de conduites suicidaires, avec des taux de suicide de 5 à 20 %[6], variation probablement liée à la sévérité de la dépression. Une étude prospective de suivi de patients déprimés pendant cinq ans montre que la disparition de la dépression pourrait conduire à une diminution de 78 % de la fréquence des tentatives de suicide. Ainsi, traiter la dépression devrait prévenir les conduites suicidaires[7].

---

6. Ph. Courtet, É. Olié, « Les antidépresseurs préviennent le suicide... en attendant mieux ! », Académie nationale de médecine, séance du 1er avril 2014.

7. *Idem.* En effet, 60 à 70 % des personnes suicidaires souffraient de dépression au moment de leur passage à l'acte. De plus seulement 25 % des patients déprimés recevaient un traitement adéquat pour

Conseil pratique

Dans le cas des adolescents traités avec des antidépresseurs, les médecins doivent évaluer le risque suicidaire avant l'instauration du traitement et au cours du traitement, et informer le patient et sa famille des risques associés à la dépression. Le suivi des patients doit être hebdomadaire pendant le premier mois, bimensuel pendant le deuxième mois et mensuel à partir de troisième mois[8].

Attention aux anticoagulants

Les anticoagulants viennent au premier rang des accidents iatrogènes en France avec 17 000 hospitalisations par an et représentent une cause majeure de décès.

On distingue de types d'anticoagulants : les anticoagulants oraux antivitamines K (AVK) et les anticoagulants oraux directs (AOD).

Les anticoagulants oraux antivitamines K (AVK)

Les AVK correspondent aux molécules suivantes :

- le acénocouramol (SINTROM),
- la warfarine (COUMADINE),
- le fluindione (PREVISCAN).

Les effets indésirables des AVK sont dominés par les accidents hémorragiques. C'est pour cela qu'ils sont contre-indiqués en cas de lésion susceptible de saigner, comme les ulcères gastro-duodénaux, les tumeurs malignes

leur dépression et l'immense majorité des sujets déprimés qui se sont suicidés ne recevaient pas d'antidépresseurs.

8. P. Courtet et É. Olié, « Suicide et antidépresseurs », Fondation Deniker.

à risque hémorragique, pour les personnes ayant eu un accident vasculaire cérébral hémorragique ou une intervention chirurgicale récente, des varices œsophagiennes ou une hypertension artérielle non contrôlée.

C'est dans les premiers mois de traitement que le risque hémorragique est maximal. Ce risque est plus élevé chez les personnes âgées, chez les personnes pesant moins de 50 kg et chez les insuffisants hépatiques.

Il peut s'agir d'hémorragies graves extériorisées, comme les vomissements de sang, la présence de sang dans les urines ou les hémorragies utérines. Mais il peut s'agir aussi d'hémorragies non extériorisées, comme les hémorragies cérébrales ou intraoculaires ou intra-abdominales. Enfin, des saignements mineurs peuvent aussi survenir, comme des hématomes superficiels, un saignement de nez ou des gencives ou une simple anémie. Ce sont des signes d'alerte qui doivent faire penser à un surdosage en AVK. Il faut alors consulter ou contacter son médecin pour réduire la posologie.

Attention, de nombreux médicaments peuvent interférer avec les AVK et augmenter le risque hémorragique. La prise concomitante d'aspirine, d'anti-inflammatoires ou d'antidépresseurs ISRS avec les AVK provoque des saignements accrus en particulier digestifs.

De même, certains antibiotiques comme les macrolides, les cyclines, les fluoroquinolones entraînent une diminution de la production de la vitamine K par la flore intestinale et augmentent le risque hémorragique.

Enfin les statines (médicaments contre les troubles lipidiques) et les médicaments contre la goutte, les hypothyroïdiens et le tramadol renforcent l'effet des AVK.

À l'inverse, certains médicaments diminuent l'effet des AVK et par conséquent augmentent le risque de thrombose (artères bouchées), comme les médicaments à base de millepertuis (voir p. 196) et les antiépileptiques.

Tous ces AVK sont des médicaments dits « à marge thérapeutique étroite », c'est-à-dire pour lesquels la différence entre la dose efficace et la dose toxique est faible. Par conséquent, ils doivent être pris à heure fixe et s'accompagner de contrôles biologiques réguliers (dosage de l'INR et du TP[9]) auprès du même laboratoire avec un carnet de suivi.

Conseil pratique

En cas de traitement anticoagulant, des aliments riches en vitamine K comme les choux, les brocolis, les épinards et les asperges doivent être évités.

Les femmes en âge de procréer doivent prendre des mesures contraceptives durant leur traitement par AVK pour éviter d'être enceinte, en raison du risque hémorragique et du passage placentaire.

Les anticoagulants oraux directs (AOD) ou non-AVK

La seconde classe thérapeutique d'anticoagulants, les anticoagulants oraux directs (AOD) ou non-AVK correspond aux médicaments les suivants :

- l'apixaban (ELIQUIS),
- le dabigatran (PRADAXA),
- le rivaroxaban (XARELTO).

9. TP (taux de prothrombine) : il s'agit d'un test permettant d'évaluer la coagulation. Le taux normal se situe entre 80 à 100 %, chez les malades sous anticoagulants, le TP doit être entre 25 et 40 %. INR (*International Normalized Ratio*) est un marqueur permettant d'évaluer et de surveiller les facteurs de la coagulation sanguine. Chez les patients qui sont sous anticoagulants, il doit se situer entre 2 et 3.

Les AOD exposent aux mêmes risques hémorragiques que les AVK. Ce risque est majoré chez les personnes âgées de plus de 75 ans, chez les personnes dont la fonction rénale est altérée ou chez les personnes de moins de 50 kg. On a signalé des saignements gastro-œsophagiens chez des personnes présentant des gastrites ou des reflux.

Des signes hémorragiques mineurs, comme des hématomes superficiels, des saignements de nez ou des gencives ou une anémie doivent faire redouter un surdosage et imposent de réduire la posologie.

Enfin, un traitement par AOD nécessite un suivi attentif de la fonction rénale.

Les antibiotiques

Les Français sont de gros consommateurs d'antibiotiques. Ces médicaments antibactériens sont prescrits un peu trop facilement par les médecins, parfois sous la pression des patients. La campagne « Les antibiotiques, c'est pas automatique » a eu un impact car entre 2000 et 2015, les prescriptions ont reculé de 11 %. Mais depuis 2015, on constate une progression de 5 %[10] de la prescription d'antibiotiques.

Les abus d'antibiotiques exposent au risque de développer des résistances et réduisent leur efficacité. Cette antibiorésistance est un véritable problème pour les infectiologies et pour les malades, car les infections bénignes sont de plus en plus difficiles à traiter, les bactéries résistant ainsi de plus en plus aux traitements.

10. Données de l'Assurance maladie.

À côté de ce problème spécifique, les antibiotiques ont des effets indésirables fréquents, parfois graves.

D'abord, il y a plusieurs groupes d'antibiotiques :

- les pénicillines et dérivés,
- les macrolides,
- les cyclines,
- les aminosides.

Ces familles d'antibiotiques n'ont pas toutes le même mode d'action, la même sensibilité aux germes, la même tolérance et la même efficacité.

Les pénicillines

Les pénicillines regroupent notamment l'amoxicilline ou les associations amoxicilline/acide clavulanique (AUGMENTIN). Elles peuvent provoquer des réactions allergiques parfois sévères, des réactions d'hypersensibilité anaphylactiques (réaction allergique exacerbée) sévères, voire fatales, dont les formes graves relèvent de l'urgence médicale.

Les réactions aux pénicillines se manifestent par une atteinte des voies aériennes et des troubles respiratoires accompagnés la plupart du temps d'une atteinte cutanée. Quelques minutes ou quelques heures après l'absorption de l'antibiotique, le malade peut ressentir des démangeaisons (urticaire), accompagné d'une toux ou d'une gêne respiratoire, voire présenter un œdème de la luette[11] ou du pharynx, et dans les formes graves, une détresse respiratoire aiguë. On constate parfois aussi une chute de la tension artérielle.

11. La luette est une excroissance en forme de cône, située au fond de la bouche et dans le prolongement du palais.

Les pénicillines peuvent aussi provoquer des réactions cutanées de type érythème polymorphe (apparition de lésions en forme de cercles concentriques), ou la présence de toxines dans le sang, conduisant par exemple aux syndromes de Lyell et de Stevens-Johnson.

Les macrolides

Les macrolides et apparentés sont :
- l'azithromycine : ZITHROMAX,
- la clarithromycine : ZECLAR,
- l'érythromycine, josamycine : JOSACINE,
- la spiramycine : ROVAMYCINE,
- la roxithromycine : RULID.

Les macrolides peuvent provoquer des troubles cardiaques avec des palpitations, des réactions allergiques de type choc anaphylactique, des effets sur le système nerveux avec cauchemars, confusions et hallucinations.

L'association des macrolides avec d'autres médicaments peut s'avérer dangereuse : en particulier avec les dérivés de l'ergot de seigle (dihydroergotamine) avec lesquels il y a des risques de nécrose des extrémités. L'association avec la colchicine (traitement de la crise de goutte) est contre-indiquée car elle augmente les effets indésirables de la colchicine, dont les conséquences sont fatales. Seule la spiramycine (ROVAMYCINE) a peu d'interactions médicamenteuses.

On le voit, aucun médicament n'est anodin. Seuls ou en association, ils peuvent entraîner des effets secondaires. Ceux-ci sont parfois sans conséquence, mais dans certains cas ils peuvent être dangereux. C'est pourquoi, il faut lire en détail la liste des effets secondaires, en parler avec son pharmacien qui est souvent plus disponible et consulter si besoin son médecin traitant.

Ce qu'il faut savoir pour éviter les accidents médicamenteux

1. La fréquence des effets indésirables médicamenteux (EIM) est corrélée à l'âge et au nombre de médicaments prescrits.
2. La fréquence des EIM est favorisée par:
   a. Les modifications de la pharmacocinétique des médicaments liés à l'âge (absorption, métabolisme et élimination).
   b. La polymédication.
   c. L'automédication.
   d. La mauvaise observance thérapeutique.
   e. Le manque (ou l'absence d'essais thérapeutiques) chez les sujets âgés (en particulier chez les plus de 65 ans).

Conseils pour réduire les risques

1. *Faites la liste de tous les médicaments prescrits par vos différents médecins et informez-en ceux qui ne connaissent pas tous vos traitements en cours.*
2. *Évitez l'automédication: il est parfois tentant de prendre le médicament qui traîne dans la boîte à pharmacie. Cependant, associés à d'autres traitements, ils peuvent s'avérer dangereux (c'est le cas des AINS ou de l'aspirine).*
3. *Réduisez le nombre de médicaments à prendre et limitez-vous aux médicaments indispensables.*
4. *Développez une bonne hygiène de vie par une meilleure alimentation et la pratique d'activités physiques.*

5. *Évitez les somnifères.*
6. *Contrôler régulièrement votre poids, la TA et vos bilans hépatiques et rénaux.*
7. *Rangez vos médicaments dans un pilulier : vous saurez quels médicaments et quelle dose prendre chaque jour.*

CHAPITRE V

ET SI C'ÉTAIENT LES MÉDICAMENTS ?

On a vu que beaucoup de médicaments peuvent être responsables d'accidents graves nécessitant des hospitalisations et provoquant parfois des décès. Dans certaines situations d'urgence, il faut envisager l'éventualité d'une cause médicamenteuse. Il est possible de reconnaître l'effet indésirable d'un médicament en étudiant la chronologie qui sépare son administration de la survenue des symptômes. Plusieurs mécanismes peuvent être mis en cause : il peut s'agir d'une exagération de l'effet pharmacologique du produit actif avec une concentration anormalement élevée de la substance active ou de mécanismes immunologiques par stimulation.

Face à un symptôme ou une maladie inhabituelle, posons-nous la question : et si c'est le médicament ? Ce réflexe de mettre en cause un éventuel effet indésirable des médicaments permet d'éviter des examens ou des traitements supplémentaires inutiles. Seul l'arrêt de la prise du médicament en cause permet de retrouver la normalité.

J'aborderai quelques situations de malaises et de chutes, les hémorragies, la rétention aiguë d'urine, les troubles confusionnels.

Les hémorragies

Les hémorragies sont la première cause de décès d'origine médicamenteuse. Il peut s'agir d'hémorragie cérébrale, digestive ou pulmonaire. Elle représente 35 à 70 % des décès[1].

À juste titre, voir couler du sang fait peur. Les hémorragies les plus fréquemment rencontrées aux urgences sont dues aux anticoagulants (AVK) et aux AINS. Il peut s'agir d'hémorragies visibles : des saignements de nez (épistaxis), des vomissements de sang ou élimination de selles sanglante (hémorragies digestives), des urines rouges (hématurie), des hématomes ou des saignements des gencives (gingivorragies). Mais on rencontre aussi des anémies révélatrices d'une hémorragie interne. Dans ce cas, une exploration complète s'avère indispensable pour connaître l'origine du saignement. Un contrôle biologique par le dosage du TP ou INR[2] permet de faire le diagnostic.

Cependant, il peut s'agir parfois d'hémorragies plus graves et non visibles : les hématomes intracérébraux, ou hémorragies cérébrales. Elles touchent 25 000 à 30 000

---

1. A. Grevy, *Décès imputables aux médicaments : analyse rétrospective au CHU Grenoble Alpes en 2014*, mémoire du diplôme d'études spécialisées de pharmacie hospitalière, pratique et recherche, 2017.

2. Voir note p. 89.

personnes chaque année en France et induisent une forte probabilité de décès. Elles sont favorisées par des facteurs de risque comme l'hypertension artérielle (HTA) ou l'athérome (artères bouchées par des dépôts de graisse).

Parmi les causes les plus fréquentes, les traitements anticoagulants mal suivis représentent la deuxième cause, et entraînent le décès dans les huit jours chez 30 % des patients et dans le mois chez 50 % d'entre eux[3]. Les survivants ont de lourdes séquelles et ne peuvent reprendre leur activité antérieure.

Certaines situations augmentent les risques d'hémorragie cérébrale : l'âge avancé, une maladie cardiovasculaire associée ou l'association de médicaments qui peuvent potentialiser l'action des AVK, comme l'aspirine ou les antiagrégants plaquettaires (PLAVIX). L'association aspirine et AVK double le risque d'hémorragie cérébrale par rapport au risque induit par les AVK seuls.

Les nouveaux anticoagulants oraux (NACO) comme le dabigatran (PRADAXA), le rivaroxaban (XARELTO) et l'apixaban (ELIQUIS) présentent des risques moindres d'hémorragie cérébrale mais ils existent néanmoins.

Les chutes

« Je suis tombé par terre, c'est la faute aux effets secondaires, me suis trouvé en surdosage, c'est la faute à mon grand âge », écrit Joël Ankri dans la revue *Prescrire* en 1984[4].

Chaque année en France, les personnes âgées de plus de 65 ans sont victimes d'environ 550 000 accidents de

3. Santé publique France.
4. J. Ankri, *Le risque iatrogène médicamenteux chez le sujet âgé, op. cit.*

la vie courante nécessitant un recours aux urgences. Les chutes représentent plus de 11 % du nombre total d'accidents et environ 60000 hospitalisations par an. Un tiers des personnes âgées de 65 ans ou plus vivant à domicile chutent une fois dans l'année. Cette proportion double chez les personnes de plus de 80 ans. On compte en France de 9000 à 10000 décès de personnes âgées de plus de 65 ans associés chaque année à une chute accidentelle[5].

Les motifs de chutes ont des origines multiples. Certaines sont liées au vieillissement : variation de tension artérielle, diminution de la force musculaire, troubles neurologiques ou de l'équilibre, douleurs de pieds, troubles visuels... D'autres sont liées à l'environnement des personnes : habitat inadapté, glissade dans la salle de bains ou sur un tapis ou en se prenant le fil de téléphone. Mais les chutes peuvent également être liées aux médicaments. D'après les travaux de Marlies R. de Jong en 2013 et repris par l'Observatoire des médicaments et la Société française de gériatrie et de gérontologie en juin 2019[6], les médicaments à risque de chutes principaux sont les médicaments du système nerveux central et les psychotropes (antidépresseurs, antipsychotiques, tranquillisants et somnifères), en raison des sensations de vertige, des troubles de l'équilibre, des chutes de tension et de la sédation qu'ils provoquent[7].

---

5. Données de l'Assurance maladie.

6. INSERM, « Activité physique et prévention des chutes chez les personnes âgées », 2015.

7. Les diurétiques augmentent le risque de chute de 7 %, les antalgiques de 10 %, les AINS de plus de 20 %, les antihypertenseurs de 24 %, les tranquillisants de types benzodiazépines ou hypnotiques de 42 à 57 %, les antipsychotiques de 59 % et les antidépresseurs de 68 %.

Enfin, 7 % des décès[8] surviennent à la suite des complications après une chute sous tranquillisants (benzodiazépines). Cette mortalité n'est quasiment jamais prise en compte dans les études sur la mortalité médicamenteuse car l'effet de la benzodiazépine est indirect. Pourtant, ces médicaments favorisent les chutes, qui peuvent se compliquer et entraîner soit une hémorragie fatale, soit une hospitalisation pour fracture dont les conséquences conduisent parfois au décès.

Les antihypertenseurs et les vasodilatateurs peuvent provoquer des chutes par une hypotension orthostatique, les antidiabétiques comme l'insuline en raison de possibles hypoglycémies.

> ***Conseil pratique***
> *Lors d'une chute de personne âgée, il faut systématiquement se poser la question : et si c'étaient les médicaments ? Et surtout ne pas banaliser la première chute.*

Les urgences allergiques

Les urgences allergiques, et notamment le choc anaphylactique (réaction allergique exacerbée entraînent dans la plupart des cas de graves conséquences et pouvant engager le pronostic vital). Le choc anaphylactique est caractérisé par un début brutal et une installation rapide. Il existe quelques signes d'alarme comme des vomissements, des douleurs abdominales, un prurit des mains et des pieds, une urticaire, une oppression thoracique ou des frissons,

8. Observatoire des médicaments, des dispositifs médicaux et de l'innovation thérapeutique (OMEDIT), juin 2019.

ou un œdème de Quincke. À un stade plus avancé, il provoque une chute de la tension artérielle, une accélération du rythme cardiaque, une toux et des difficultés respiratoires.

De nombreux médicaments peuvent être responsables de ces accidents médicamenteux parfois mortels : les agents anesthésiques (0,69 morts pour 100 000 anesthésies[9]), mais aussi les antibiotiques de la famille des pénicillines ou des macrolides, les anti-inflammatoires non stéroïdiens comme l'aspirine, les produits de contraste iodés, la vitamine B12.

Les urgences respiratoires

Beaucoup de médicaments peuvent causer des problèmes pulmonaires chez des personnes qui n'en ont pas habituellement : les anticoagulants et les antiagrégants plaquettaires (40 % des cas), les anticancéreux (30 %), les psychotropes (10 %) et les immunosuppresseurs (7 %)[10]. Les AINS jouent également un rôle indirect car ils peuvent provoquer des hémorragies et une insuffisance rénale qui entraînent le décès. Plus d'un décès sur trois implique une interaction médicamenteuse.

Les bêtabloquants ou les anti-inflammatoires comme l'indométacine ou l'aspirine peuvent provoquer un bronchospasme (spasme des bronches).

Les infections pulmonaires sont la deuxième cause de décès (15 % environ) après les réactions allergiques. Elles

9. « L'anesthésie générale est devenue plus sûre », *Le Monde*, 13 février 2017.

10. Société française d'anesthésie et réanimation (SFAR), Société française d'allergologie (SFA), *Ann fr. anesthésie réanimation*, mars 2011, 30 (3), p. 212-222.

surviennent chez les patients immunodéprimés à la suite d'un traitement par chimiothérapie ou immunosuppresseur. Si l'on inclut les services d'oncologie on peut aller jusqu'à 30 % des décès[11].

Enfin les affections respiratoires sont une cause de décès importante et regroupent les syndromes de détresse respiratoire aiguë, les embolies pulmonaires, les pneumopathies.

Dans la majorité des cas, ces décès médicamenteux sont évitables et mettent en cause la responsabilité des médecins : ils sont souvent dus à une absence d'indication, à une durée de prescription trop longue, à une posologie non adaptée ou la non-adaptation d'une thérapeutique à l'état clinique du malade (par exemple malade en état d'insuffisance rénale).

Là encore, les anticoagulants et les benzodiazépines représentent les médicaments les plus fréquemment impliqués dans les décès évitables car ils sont à l'origine d'hémorragies et de chutes.

Les troubles du comportement

Des troubles du comportement peuvent être provoqués par les médicaments : sensation de fatigue, de vertige, somnolence excessive ou endormissement soudain. Pensez aux médicaments psychotropes : leur utilisation altère la vigilance et expose au risque accru d'accident de la circulation ou lors de l'utilisation de machines. L'effet sédatif est renforcé par la prise concomitante d'alcool.

On distingue cinq grands groupes de psychotropes : les antidépresseurs, les neuroleptiques, les anxiolytiques (ou tranquillisants), les hypnotiques (ou somnifères) et

11. Données Drees, 2017.

les stabilisants de l'humeur (dits aussi régulateurs de l'humeur, ou thymorégulateurs ou encore normothymiques).

Les principaux médicaments responsables d'une altération de la vigilance sont :

- les neuroleptiques,
- les antidépresseurs,
- les anxiolytiques,
- les benzodiazépines,
- les antihistaminiques,
- les dérives morphiniques (analgésiques, antitussifs et le BACLOFENE),
- les benzodiazépines comme alprazolam, midazolam, zolpidem (STILNOX) et zopiclone (IMOVANE),
- les antiépileptiques comme la carbamazépine (TEGRETOL), lamotrigine (LAMICTAL), le phénobarbital (GARDENAL), l'acide valproïque (DÉPAKINE).

Le syndrome confusionnel

Le syndrome confusionnel ou le delirium est une affection psychiatrique grave et un motif fréquent d'hospitalisation. La présence d'un syndrome confusionnel est un facteur de risque d'institutionnalisation. Il est caractérisé par des troubles de l'attention, une désorientation et des difficultés à penser clairement. Le patient n'a pas les idées claires, il tient des propos incohérents, présente des troubles de la mémoire et de l'attention. Parfois, son comportement est anormal, avec un visage hagard, les yeux fixes ou ailleurs, une agitation voire une agressivité, des hallucinations. Mais on trouve aussi des états de stupeur, une diminution de l'activité avec des troubles de la vigilance avec apathie ou somnolence diurne. Il se produit parfois une alternance de phases hyperactivité et d'hypoactivité.

Les causes du syndrome confusionnel sont multiples, mais on doit penser en premier lieu aux médicaments. La prise de psychotropes et la polymédication prédisposent au delirium. La prise de psychotropes doit être recherchée, surtout chez la personne âgée. Les tranquillisants (benzodiazépines), les opiacés, les antihistaminiques, les barbituriques, les corticoïdes, les antiparkinsoniens sont les médicaments les plus à craindre.

> ***Conseil pratique***
> *Face à tout changement de comportement, surtout chez les personnes âgées, il faut se poser la question : et si c'étaient les médicaments ?*

La rétention d'urine aiguë

La rétention d'urine aiguë, c'est l'impossibilité d'uriner normalement ou complètement. Elle se rencontre surtout chez l'homme, avec un risque cinq fois supérieur à 70 ans qu'à 40 ans[12]. Elle survient le plus souvent dans un contexte de troubles prostatiques. Le patient se présente dans l'incapacité d'uriner et de vider volontairement sa vessie. Il a mal à la vessie et il a une sensation de vessie pleine. Il est souvent agité et sa situation n'est pas confortable. Il s'agit d'une réelle vraie urgence thérapeutique, car il faut très vite vider la vessie. Elle se réalise dans les services d'urgence et dès que la sonde est installée, le malade est soulagé.

Parmi les causes de la rétention aiguë d'urine, les causes mécaniques sont les plus fréquentes. Il peut s'agir d'un obstacle, comme un calcul, qui bloque l'élimination des

12. Données de l'Association française d'urologie.

urines. Mais il existe aussi des causes médicamenteuses. Plusieurs classes de médicaments peuvent être impliquées :

- les anticoagulants et les antiagrégants plaquettaires (40 %),
- les anticancéreux (30 %),
- les psychotropes (10 %),
- les immunosuppresseurs, qui diminuent l'activité du système immunitaire, parfois utilisés dans les greffes d'organes (7 %[13]).

Les médicaments à effets antiallergiques, les antihistaminiques, sont les principaux responsables des rétentions d'urine aiguës. Ils sont nombreux :

- l'alimemazine (THERALENE),
- le brompheniramine (DIMEGAN),
- le cetirizine (ZYRTEC),
- le desloratadine (AERIUS),
- l'ébastine (KESTIN),
- le lévocétirizine (XYZALL),
- la loratadine (CLARITYNE),
- la méquitazine (OXOMÉMAZINE, PROMÉTHAZINE),
- les neuroleptiques comme la chlorpromazine, la clozapine, l'olanzapine et la quétiapine.

Il faut encore mentionner les AINS, considérés comme une cause majeure de décès. Ils peuvent aussi jouer un rôle indirect car ils peuvent provoquer des hémorragies, des insuffisances rénales qui entraînent le décès. Le plus important est de savoir que dans plus d'un décès sur trois, l'interaction médicamenteuse est en jeu.

13. *Idem.*

Conseil pratique

Face à une situation d'urgence inédite et survenant brutalement, pensez à l'éventualité de la prise de médicaments et consultez au plus vite un médecin.

Symptômes et origine d'accidents médicamenteux

- Hémorragie digestive : penser aux AVK.
- Éruption cutanée : penser aux antibiotiques (pénicillines).
- Constipation : penser aux opiacés et aux AINS.
- Chute : penser aux psychotropes, aux anti-hypertenseurs, aux antidépresseurs.
- Malaise (avec ou sans chute) : penser aux diurétiques, laxatifs au long cours.
- Troubles digestifs : penser aux AINS, digitalines et diurétiques.
- Troubles du goût et de l'appétit : penser aux AINS, à certains antibiotiques (macrolides, les cyclines), au surdosage en digitaline.

CHAPITRE VI

LES ERREURS MÉDICAMENTEUSES, UN SUJET D'ACTUALITÉ

Selon le code de la santé publique, une erreur médicamenteuse est « une erreur non intentionnelle d'un professionnel de santé, d'un patient ou d'un tiers, selon le cas, survenue au cours du processus de soin impliquant un médicament ou un produit de santé notamment lors de la prescription, de la dispensation ou de l'administration ».

Autrefois sujet tabou et longtemps confidentiel, le problème des erreurs médicales et notamment les erreurs médicamenteuses est devenu un sujet d'actualité. Deux raisons essentielles expliquent ce changement relativement récent : d'une part, la gestion des risques est essentielle à l'amélioration des soins et à la sécurité des malades, et d'autre part, la prise de conscience qu'il est possible d'éviter ces erreurs, d'autant qu'elles sont responsables de drames humains et de surcoûts de dépenses pour la collectivité.

Dès l'an 2000, une publication de l'Institute of Medicine[1] jetait un pavé dans la mare en dénonçant qu'entre 44000 et 98000 décès sont liés chaque année aux erreurs médicales dans les hôpitaux des États-Unis. Cette publication a immédiatement provoqué de nombreuses réactions et commentaires. S'ils avaient tendance à minimiser les chiffres avancés, tous reconnaissaient la réalité du problème.

Dix fois plus de déclarations en dix ans

En France, selon l'Agence nationale de sécurité des médicaments (ANSM)[2] 12 136 erreurs médicamenteuses ont été signalées entre 2013 et 2017. Entre 2007 et 2017, le nombre de déclarations de ce type a été multiplié par 10. On estime à 10000 le nombre de ces « incidents » annuels, entraînant 1 000 décès par an, soit plus de 20 décès par jour ! Toutes les populations, enfants, adultes, personnes âgées, sont touchées presque à parts égales. Dans plus de 80 % des cas, il s'agit d'erreurs manifestes qui surviennent autant dans le cadre de la médecine de ville que dans les hôpitaux : 63 % d'entre elles ont entraîné un effet indésirable et 50 % de ces effets indésirables sont considérés

1. L. T. Kohn, J. M. Corrigan, M. S. Donaldson (ed.), *To Err is Human: Building a Safer Health System*, Institute of Medicine (US), Committee on Quality of Health Care in America/National Academies Press (US), 2000.

2. 287 signalements en 2006, 1124 en 2009, 1734 en 2010, 2507 en 2014, 2726 en 2015 et 2271 en 2017. N. Grené-Lerouge, P. Maison, « Les erreurs médicamenteuses en ville. Bilan et analyse des déclarations : Partager, comprendre et prévenir », journée consacrée aux « Erreurs médicamenteuses en ville », 28 novembre 2018, CMG/ANSM.

comme graves. La survenue de ces erreurs est repartie de manière égale entre la médecine de ville et l'hôpital.

Un grand nombre d'erreurs médicamenteuses peuvent être responsables d'effets indésirables, dont certains s'avèrent graves et parfois mortels. Erreur de prescription, dose incorrecte, erreur de délivrance, confusion de médicament, etc., peuvent provoquer des accidents.

Des erreurs évitables

Le cheminement du médicament, depuis sa prescription jusqu'à son administration au patient, est constitué de plusieurs étapes au cours desquelles des erreurs peuvent survenir. L'origine des erreurs médicamenteuses est le plus souvent multifactorielle et concerne différents intervenants. L'erreur médicamenteuse se produit généralement à l'un des quatre niveaux suivants :

- lors de la prescription (erreur causée par le médecin),
- lors de la transcription de l'ordonnance (erreur causée par l'infirmière ou le pharmacien),
- lors de la délivrance (médicament donné à un autre malade ou erreur de médicament, erreur de l'infirmière),
- et lors de l'administration (défauts de surveillance).

Chez les personnes âgées, on constate surtout des erreurs de posologie d'anticoagulants, d'antalgiques ou d'administration de tranquillisants ou d'insuline. La plupart des erreurs sont dites « avérées », c'est-à-dire effectives sans avoir été repérées en amont, et la moitié entraînent des effets indésirables graves. En pédiatrie, les erreurs médicamenteuses sont essentiellement des erreurs de posologie, surtout dans les traitements antibiotiques.

Toutes ces erreurs devraient pouvoir être évitées. Ces chiffres montrent que tous les acteurs du circuit du médicament sont concernés et mettent en évidence la collaboration nécessaire entre les médecins, pharmaciens, infirmières et patients, afin de détecter et de corriger les erreurs aux différentes étapes du circuit.

Confusion des noms

L'erreur la plus fréquente est la confusion entre deux noms de médicaments ; chaque médicament a ses propriétés et la confusion entre eux peut avoir des effets néfastes. En 2014, l'ANSM a publié une liste de produits à dénominations similaires. Citons quelques exemples :

- ADANCOR et ANDROCUR
- AMIODARONE et AMLODIPINE
- AMYCOR et OMACOR
- ATARAX et AGYRAX
- CONTRAMAL et COLTRAMYL
- COVERSYL et CORTANCYL
- COVERSYL et CORVASAL
- DÉPAKINE et DEPAMIDE
- LAMICTAL et LAMISIL
- KREDEX et ESIDREX
- LEXOMIL et TEXODIL
- LOGIMAX et LOGIFLOX
- NIDREL et NICORANDIL
- NIFÉDIPINE et NITRENDIPINE
- OLMETEC et OMEXEL
- PREVISCAN et PERMIXON
- TEMERIT et TEMESTA
- TEGRETOL et TRAMADOL
- TRILEPTAL et TIAPRIDAL
- VITAROS et VIA-PIOS
- VOGALÈNE et VOLTARÈNE

L'exemple le plus connu et le plus spectaculaire est celui de la confusion entre PREVISCAN (anticoagulant) avec PERMIXON (indiqué dans l'hypertrophie bénigne de la prostate). Du PREVISCAN a été délivré à un patient alors qu'il prenait habituellement du PERMIXON, ce qui a conduit à un syndrome hémorragique sévère. Cette erreur est due au graphisme comparable des noms des médicaments.

Par ailleurs, les difficultés de lecture de certaines ordonnances manuscrites mal écrites peuvent concourir à la confusion. En avril 2016, les professionnels de santé ont reçu une lettre de l'ANSM les alertant sur le risque de confusion entre le PREVISCAN et le PERMIXON notamment, qui leur recommandait d'inscrire en lettres capitales le nom de chaque médicament prescrit, son dosage, sa dénomination commune internationale (DCI) et sa forme pharmaceutique sur l'ordonnance, et invitait les pharmaciens à être particulièrement vigilant lors de la délivrance du PERMIXON.

Autre exemple : on a recensé cinq cas de confusion entre le LAMISIL (antifongique) et le LAMICTAL (antiépileptique)[3]. Dans quatre cas, le LAMICTAL a été délivré à la place du LAMISIL. Les patients ont développé des réactions cutanées graves de type syndrome de Lyell ou de d'hypersensibilité. Dans le cas où le LAMISIL a été délivré au patient à la place du LAMICTAL, le patient a eu trois crises d'épilepsie la même nuit une semaine après le début de la prise de LAMISIL !

3. D. Paitraud, « Erreur de délivrance : confusion entre lamisil et lamictal », Vidal France, 26 mars 2010.

Dans mon expérience, j'ai eu l'occasion d'étudier un dossier d'expertise d'une patiente épileptique qui prenait du TEGRETOL (antiépileptique) et à qui on a donné, par erreur, du tramadol (antalgique) et qui, évidemment, a fait des crises d'épilepsie qui ont entraîné une perte de connaissance, une chute, un traumatisme crânien et des blessures au visage. Elle a obtenu réparation des dommages subis.

D'autres cas de confusion entre des noms commerciaux ont été déclarés à l'ANSM. C'est le cas du COVERSYL et du CORVASAL, dont les noms sont similaires et qui peuvent facilement être confondus sur une ordonnance manuscrite. Le COVERSYL est indiqué dans l'hypertension artérielle, l'insuffisance cardiaque et après un infarctus du myocarde. La posologie est une prise unique par jour. Le CORVASAL est un médicament contre l'angine de poitrine, qui se prend trois à quatre fois par jour. Délivrer du COVERSYL à la place du CORVASAL expose le patient à un surdosage du fait de la posologie, avec un risque d'hypotension et d'insuffisance rénale. Dans le cas inverse, le CORVASAL délivré à la place du COVERSYL n'expose pas le patient à un risque de surdosage mais tout de même à un risque d'hypertension artérielle.

En décembre 2018, une femme vivant à Glasgow en Écosse aurait reçu un médicament contre les troubles érectiles (VITAROS) au lieu du VIA-PIOS, un lubrifiant à la paraffine liquide pour le traitement des yeux très secs et des érosions de la cornée. Elle s'est aperçue de cette erreur lorsqu'après utilisation du mauvais traitement, elle a ressenti des douleurs aux yeux, avec une vision floue, des rougeurs et un œdème des paupières. Heureusement la patiente a été guérie grâce à un traitement approprié. Le Dr Magdalena Edington, de l'institut d'ophtalmologie Tennent à Glasgow, qui a rédigé le rapport, explique qu'« il est inhabituel dans ce cas qu'aucun individu, y compris le patient, le généraliste ou le pharmacien dispensateur de médicaments, ne se soit interrogé sur la prescription d'une crème contre la dysfonction érectile à une patiente avec des instructions pour l'application oculaire[4] ».

Confusion visuelle

Les confusions peuvent être aussi visuelles dans le cas où les emballages de deux médicaments différents se ressemblent. Dans sa thèse de pharmacie, Baptiste Lachèvre procède à un état des lieux des erreurs de délivrance en pharmacie en 2016. Selon ses observations, elles surviennent en cas de confusion entre deux médicaments (32 %), en cas de dosage inapproprié (28 %) ou d'une durée de traitement non respecté (20 %).

Confusion entre deux médicaments due à des dénominations similaires

Ce type d'erreur survient plus souvent sur des ordonnances manuscrites que sur des ordonnances informatisées. Une patiente a par exemple reçu de l'ACÉBUTOLOL (un bêtabloquant) à la place de l'AMIODARONE (un antiarythmique), tous les deux fabriqués par le même laboratoire de génériques. Elle a été hospitalisée pour un trouble du rythme cardiaque avec bradycardie et hypotension. Il a été montré que cette erreur de dispensation était liée à l'étroite ressemblance entre les boîtes des deux médicaments.

4. B. Lachèvre, *Les erreurs de délivrance à l'officine : état des lieux, prévention et gestion*, thèse de sciences pharmaceutiques, 2016.

Erreurs de dosage

L'origine de ces erreurs serait liée à l'inattention plus qu'à la lisibilité des ordonnances : il semblerait que les différents dosages d'un même médicament sont souvent rangés côte à côte dans le tiroir du pharmacien, avec des conditionnements souvent similaires.

Erreurs dues au nombre de boîtes de médicament délivrées, et donc liées à la durée de traitement.

Une femme de 86 ans traitée avec du PREVISCAN et du NÉBIVOLOL pour un trouble du rythme cardiaque (fibrillation auriculaire). Un test de routine avait révélé un surdosage en anticoagulant. Une visite chez le cardiologue n'avait pas montré de diminution de la fréquence cardiaque malgré la prescription de bêtabloquants. Il s'est avéré que la patiente a inversé la posologie de ces deux médicaments. La prescription indiquait de prendre un quart de comprimé pour l'anticoagulant et un comprimé entier pour le bêtabloquant. L'inversion des comprimés a provoqué chez la patiente une dose en anticoagulant quatre fois plus élevé et un sous-dosage en bêtabloquant.

En avril 2015, à la suite de différents cas d'erreurs médicamenteuses liées à la confusion de ces médicaments se présentant sous forme de comprimés de formes semblables, les comprimés de PREVISCAN ont changé de couleur. Ils sont désormais roses et non plus blancs. Cette nouvelle coloration permet clairement l'identification des comprimés et devrait faire disparaître les risques d'erreur.

Les enfants ne sont pas épargnés

Nous vivons une situation paradoxale : pour des raisons éthiques, les médicaments que nous prescrivons aux enfants n'ont pas subi les tests de validation pour obtenir leur autorisation de mise sur le marché (AAM) pédiatrique. Les risques d'effets indésirables médicamenteux sont d'autant plus importants chez l'enfant, car nous transposons aux enfants nos connaissances acquises auprès des patients adultes en nous contentant d'adapter les doses. Pourtant, l'enfant n'est pas un adulte en miniature, son métabolisme lui est propre et évolue au fil du temps. De manière générale, l'enfant a un métabolisme énergétique plus important rapporté à son poids que celui de l'adulte. Cela s'explique par son développement fonctionnel : l'enfant consomme de manière relative plus d'oxygène et de calories qu'un adulte.

On estime que les erreurs recensées en pédiatrie sont aussi fréquentes que celles recensées en médecine d'adulte, mais elles comportent trois fois plus de risques d'effets indésirables graves. À l'hôpital, où les erreurs médicamenteuses occupent la première place des risques encourus, chez les enfants, les erreurs avérées représentent environ 60 % des IEM, dont environ 40 % entraînent des effets indésirables graves[5]. En France, une enquête multicentrique réalisée en 2006 à partir de l'analyse des dossiers médicaux et infirmiers sur une période de deux mois dans neuf centres de pédiatrie universitaires a identifié 75 erreurs médicamenteuses. 21 d'entre elles concernaient des erreurs de prescriptions (non-respect du protocole, manque de connaissance du médecin prescripteur, manque de communication) et 45 des erreurs d'administration (personnel infirmier surchargé de travail ou inexpérimenté, mauvaise lisibilité de la prescription,

5. S. Robert, *Prescription médicamenteuse chez les enfants hospitalisés : évaluation des pratiques dans les services de pédiatrie du CHRU de Nancy*, Sciences pharmaceutiques, 2017.

problèmes d'organisation, confusion de molécules). 10 de ces erreurs ont entraîné des conséquences médicales notables (prolongation de l'hospitalisation et effets secondaires). On voit que ces erreurs sont souvent le résultat d'une chaîne de dysfonctionnements qui peuvent avoir des conséquences majeures[6].

Erreurs de posologie

En pédiatrie, les erreurs médicamenteuses sont essentiellement des erreurs de posologie, surtout pour les antibiotiques. Donner des médicaments à des enfants n'est pas chose facile. La saveur et la couleur peuvent influencer l'acceptation de l'enfant. Un médicament qui a mauvais goût n'aura pas sa faveur et il sera très difficile de lui faire avaler.

La forme la plus adaptée à l'enfant est la forme liquide. En France, la plupart des formes liquides sont disponibles avec des cuillères mesure ou des seringues doseuses. Il existe aussi des solutions prêtes à l'emploi ou à reconstituer, qui doivent être agitées pour assurer une suspension homogène.

Par exemple, pour le paracétamol, il existe de nombreuses formes orales liquides. Selon les spécialités, les limites d'âges et de poids diffèrent. Si les concentrations varient selon le médicament, en pratique cela n'interfère pas car chaque présentation est munie de son dispositif doseur.

6. C. Stheneur, J.-B. Armengaud, C. Castro, G. Chéron, B. Chevallier, « Erreurs de prescription médicamenteuse en pédiatrie hospitalière : enquête prospective multicentrique, implications pour la prévention », Archives de Pédiatrie, vol. 3, Issue 10, 2006.

En revanche, pour l'ibuprofène, les différents produits disponibles dans les pharmacies ont la même concentration en solution, mais la dose varie entre 7,5 mg/kg/dose (ADVILMED) et 10 mg/kg/dose (ANTARÈNE, NUROFEN PRO, IBUPROFÈNE MYLAN). Une confusion entre les formes disponibles peut entraîner soit un surdosage soit un manque d'efficacité.

Il arrive aussi que les pipettes soient différentes selon le conditionnement d'un même médicament. Par exemple, le KEPPRA est disponible en flacons de 300 ml avec une seringue doseuse de 10 ml graduée tous les 0,25 ml pour les enfants de 4 ans et plus et en flacons de 150 ml avec une seringue de 3 ml graduée tous les 0,1 ml pour les enfants de 6 mois à 4 ans, et en flacons de 150 ml avec une seringue de 1 ml graduée tous les 0,05 ml pour les enfants de 1 à 6 mois. Autre exemple, il existe trois présentations différentes de granulés pour suspension buvable de JOSACINE : 125, 250 et 500 mg. Chacune contient sa propre pipette doseuse. L'inversion des seringues peut conduire à des erreurs de dosage.

Conseil pratique

Lorsque l'on donne une suspension buvable à un enfant, il est important de vérifier le volume d'eau nécessaire pour la reconstitution du produit : une erreur de volume de reconstitution entraîne ensuite des erreurs de dose à l'administration.

Les seringues en dose/kg sont d'utilisation facile et sont appréciées par les parents. Mais attention, les seringues doseuses ne sont pas interchangeables entre les différents médicaments. Il est conseillé d'inscrire le nom du produit sur le dispositif doseur pour éviter des éventuelles erreurs.

Une histoire vraie

Voici l'histoire d'un enfant ayant eu des effets indésirables graves dus à des erreurs médicamenteuses. Le jeune enfant Gabriel (le prénom a été changé) est né le 4 septembre au terme d'une grossesse normale. Le 25 octobre, à l'âge de 6 semaines, il est fébrile et sa température monte à 38,5 °C. Les parents demandent un avis médical. Leur pédiatre habituel n'étant pas joignable, ils appellent leur médecin traitant, qui voit l'enfant pour la première fois le 26 octobre. D'après les parents, l'examen n'aurait rien montré d'anormal en dehors d'une fièvre à 39,8 °C et le médecin aurait évoqué une rhinopharyngite. Sur le carnet de santé, le médecin note : « Syndrome fébrile. Octofène 100, un suppositoire le soir. Catalgine 0,10. » Sur l'ordonnance remise aux parents, il écrit : « Catalgine 0,10, un sachet toutes les 6 heures, 3 à 4 fois par jour », mais ne mentionne pas que le bénéficiaire est un enfant, ni sa date de naissance, ni son poids.

En fin de matinée, la famille se rend dans une pharmacie pour acheter les médicaments prescrits. La feuille de soins délivrée par le préposé de la pharmacie comporte la mention « CATALGINE 0,5 poudre orale 1 » ainsi que la date de naissance du bénéficiaire. La mère déclare que le traitement prescrit a débuté dès le début de l'après-midi du 26 octobre et qu'elle a suivi scrupuleusement le rythme d'administration inscrit sur l'ordonnance. Elle dit ne pas s'être aperçue de l'incohérence entre le dosage de la CATALGINE mentionné sur l'ordonnance et celui inscrit sur le conditionnement du médicament délivré par le pharmacien.

La fièvre descend rapidement sous l'effet du traitement, mais l'enfant perd l'appétit et devient agité à partir du 27 octobre au soir. Le jeune Gabriel a reçu deux doses de

CATALGINE le 26 octobre après midi, trois doses dans la journée du 27 octobre et une dose le samedi 28 octobre au matin. Durant cette dernière journée du 28, l'enfant tête de moins en moins bien et a de plus en plus de régurgitations avec une agitation croissante l'empêchant de trouver le sommeil. Il finit par s'endormir dans la nuit du samedi à dimanche.

Le 29 octobre à 6 heures du matin, les parents le retrouvent éveillé, pâle et agité avec des mouvements anormaux. L'enfant gémit et refuse le biberon. Les parents appellent le médecin de garde, qui examine l'enfant vers midi, ne trouve aucune anomalie à l'examen clinique. À 17 heures, l'enfant fait une nouvelle crise d'agitation plus longue que les précédentes et les parents décident de le conduire aux urgences de l'hôpital. L'enfant manque de tonus (hypotonique au sens médical), il présente aussi une éruption de taches sur le tronc et ressent une douleur à la palpation de l'abdomen. Du point de vue biologique, il présente des signes de souffrance hépatique. Le pédiatre de garde décide alors de le faire transférer au CHU par une équipe du Samu. Il est hospitalisé dans le service de neurologie pédiatrique, où l'on note qu'il est geignard, a du mal à respirer, a des troubles de la vigilance et des mouvements anormaux des mains et des pieds ainsi que des anomalies biologiques de la fonction hépatique. À 19 heures, l'enfant est transféré en réanimation pédiatrique en raison de l'aggravation de troubles de la conscience et intubé, avec une assistance respiratoire. Le diagnostic d'intoxication par surdosage de CATALGINE est posé. L'enfant reste dix jours en réanimation dont six sous ventilation artificielle. Son état clinique s'améliore et il est autorisé à retourner dans le service de pédiatrie. Le 24 novembre, il regagne son domicile.

Ultérieurement, il est suivi régulièrement. À l'âge de 4 ans, il présente un retard des acquisitions motrices correspondant à un déficit d'un an et demi ainsi que des troubles du comportement. Les parents assignent le médecin traitant et le pharmacien pour réparation du préjudice subi par leur fils. L'expert désigné affirme que l'enfant a été victime d'une intoxication salicylée due à un surdosage en CATALGINE. La dose de salicylés reçue entre le 26 octobre et le 28 octobre est 3 grammes (6 prises de 0,50 mg). Compte tenu du poids de l'enfant (6 kg), cela correspond à une dose de 250 mg/kg et par 24 heures, soit très au-delà de la posologie maximale recommandée chez l'enfant (60 mg/kg/2 h) et du seuil toxique (100 mg/kg/24 heures). Les magistrats considèrent que la faute du pharmacien comme professionnel de santé a concouru pour 90 % au préjudice subi par l'enfant et que la responsabilité des parents qui n'ont pas procédé aux vérifications par excès de confiance en leur pharmacien a concouru pour 10 % au préjudice de leur enfant.

Cette histoire rappelle qu'il faut faire attention aux dosages des médicaments et que la prescription d'un médicament chez l'enfant doit tenir compte de son poids et de son âge.

Conseils pour éviter les erreurs

Depuis des années, les ministères chargés de la santé ont accompli des efforts importants : on a créé des instances, on a multiplié les groupes de travail, on a publié des circulaires, on a établi des règles, on a mis en place des indicateurs et des moyens pour signaler les événements indésirables, mais malgré tout cela, les résultats sont décevants : ils ne sont pas à la hauteur des efforts accomplis et des enjeux.

L'Organisation mondiale de la santé (OMS) estime à 42 milliards de dollars le coût annuel des erreurs médicamenteuses dans le monde, ce qui représente près de 1 % de l'ensemble des dépenses de santé mondiales. Face à ce fléau, l'OMS a lancé une initiative mondiale pour réduire de 50 % les effets graves des erreurs de médication dans tous les pays dans les cinq années à venir, à partir de 2019[7]. **La règle des 5B permet de lutter contre le risque d'erreur : administrer le Bon médicament au Bon patient à la Bonne dose par la Bonne voie et au Bon moment.**

Au-delà des actions des institutions internationales ou nationales, chacun peut agir pour diminuer les erreurs médicamenteuses à son propre niveau, à chaque étape du circuit du médicament. Celui-ci fait intervenir plusieurs intervenants, et dans un contexte de charges de travail de plus en plus tendues et intenses à l'hôpital, la probabilité des erreurs médicamenteuses augmente. Il est donc important de rester vigilant et de maintenir le dialogue entre le patient et les professionnels de santé impliqués (médecins, pharmacien, infirmières).

L'ordonnance est un outil de communication entre médecin et pharmacien, mais le patient, s'il est sensibilisé à la question des erreurs médicamenteuses, pourra utiliser son sens critique, manifester son étonnement face à certains médicaments prescrits par le médecin ou délivrés par le pharmacien. Il faut valoriser la participation du patient afin d'améliorer la circulation de l'information entre les professionnels de santé et le patient.

Lors de la prescription, le médecin prescrit un médicament qui peut avoir des effets secondaires ignorés jusque-là.

7. OMS, Communiqué de presse, 27 mars 2017.

Il ne sait pas (ou le patient ne lui dit pas) que le patient prend d'autres médicaments et qui peuvent faire interférence. Il est donc très important de faire savoir à tous les médecins consultés quels traitements suit chaque patient.

Lors de la délivrance des médicaments en pharmacie, le pharmacien a aussi un rôle clé : il doit vérifier la posologie, les dosages, les interactions médicamenteuses et s'assurer des incompatibilités. En cas de doute, il est nécessaire d'entamer un dialogue (un simple appel téléphonique peut suffire).

En milieu hospitalier, les infirmières qui administrent les traitements peuvent détecter des erreurs mais aussi en provoquer : elles peuvent inverser les médicaments de deux patients, se tromper de dosage ou même de médicaments dans le cas où ils se ressemblent, administrer un médicament qui ne fait plus partie du traitement, ou ne pas tenir compte d'une modification de dose par le médecin. Là encore, le dialogue avec l'équipe infirmière est indispensable : au moindre doute, il est utile de poser des questions. L'infirmière est le dernier rempart face au problème des erreurs médicamenteuses.

Comment obtenir réparation des dommages et préjudices subis

Une fois l'erreur ayant entraîné un effet secondaire grave commise, la victime ou les ayants droit ont la possibilité de demander réparation des dommages et des préjudices subis. En France, nous disposons de moyens de recours afin de reconnaître l'éventuel accident médical fautif et d'obtenir une indemnisation pour les dommages subis.

Ce droit de la victime, on le doit à Bernard Kouchner, alors ministre de la Santé, qui a permis d'avancer et de progresser en matière de sécurité sanitaire. La loi du 4 mars 2002 dite loi Kouchner reconnaît au malade le droit à l'information, au respect de sa dignité, et de sa vie privée. Aucun acte médical ni aucun traitement ne peut être pratiqué sans le consentement éclairé et libre du malade.

Le médecin-conseil de recours

Un premier conseil : ne restez pas seul et agissez avec un médecin-conseil de recours. Il en existe dans toute la France[8], ils sont diplômés et spécialisés dans la réparation juridique des dommages corporels au sein de l'Association nationale des médecins-conseils de victimes d'accident (ANAMEVA). Ils étudient votre dossier et reconnaissent l'imputabilité (c'est-à-dire le lien de cause à effet) entre les effets des médicaments et les signes subis. Ils vous accompagnent ensuite dans les démarches administratives et médicales de recours. Il existe deux voies de recours : la voie dite amiable et une voie judiciaire.

Le recours amiable

Si l'on s'estime victime d'un accident médical, d'une affection iatrogène ou d'une infection nosocomiale, il est possible de faire un recours amiable auprès de la commission régionale de conciliation et d'indemnisation (CRCI). Les CRCI ont été créées pour favoriser la résolution des conflits entre usagers et professionnels de santé par la conciliation, tout en désengorgeant les tribunaux. Elles sont composées de professionnels de santé, de représentant d'usagers, d'établissements de santé, d'assureurs, de l'Office national d'indemnisation des accidents médicaux

8. https://www.anameva.com/liste-des-medecins-conseils/

(ONIAM) ainsi que de personnalités qualifiées (juristes). Il en existe dans les principales villes de France, et elles se réunissent plusieurs fois par mois.

La procédure de recours amiable est gratuite et relativement rapide. On remplit un formulaire que l'on peut télécharger sur Internet et que l'on adresse à la commission accompagnée de pièces justificatives.

Il existe des critères d'acceptation des dossiers : un accident médical est considéré comme grave s'il a entraîné un dommage supérieur aux seuils de 24 % de déficit fonctionnel permanent ou si l'accident a provoqué un arrêt temporaire des activités professionnelles pendant au moins six mois consécutifs ou six mois non consécutifs sur une période d'un an. De même, la commission peut accepter un dossier lorsque la victime est déclarée définitivement inapte à exercer son activité professionnelle ou lorsque les conditions d'existence s'en trouvent gravement troublées. Dans tous les cas de décès, les dossiers sont acceptés.

Un expert va être nommé qui procédera à l'analyse du dossier médical et rédigera son rapport qui transmettra à cette commission qui prendra sa décision. Durant cette procédure, toutes les personnes seront convoquées : le plaignant (ou ses ayants droit en cas de décès), le médecin-conseil, l'avocat de la victime mais aussi la partie adverse qui est mise en cause.

L'expert nommé par la CRCI prendra connaissance des pièces du dossier médical, écoutera les doléances de la victime et les arguments des deux parties, procédera à un examen clinique (hors cas de décès) et émettra des conclusions qui seront transférées à la CRCI. Après étude de celles-ci, les membres de la commission saisie prendront une décision pour affirmer ou infirmer l'accident fautif et la responsabilité totale ou partielle du praticien.

Suivant la décision, la victime est indemnisée par l'assurance du professionnel ou par l'ONIAM en cas d'aléa thérapeutique c'est-à-dire lorsque l'acte médical est non fautif. L'assurance doit faire une proposition d'indemnisation dans un délai de quatre mois suivant la réception de l'avis. Si la victime ou les ayants droit acceptent l'offre d'indemnisation, l'assureur du professionnel dispose d'un mois après l'accord pour en verser le montant au patient lésé.

Le recours judiciaire

Si la victime ou ses ayants droit ne sont pas d'accord avec les conclusions de la commission régionale de conciliation et d'indemnisation, elle peut faire appel et avoir recours à une expertise judiciaire, plus longue, et coûteuse que le recours amiable.

L'expert judiciaire, nommé par le tribunal reprend le dossier au point de départ, convoque les parties, analyse les faits, écoute les doléances, procède à un examen clinique et rédige ses conclusions. Il arrive parfois que l'expertise judiciaire contredise l'expertise de la CRCI.

Dans tous les cas, il est indispensable de se faire accompagner par un avocat mais aussi un médecin-conseil de recours lors de l'audience, pour obtenir la reconnaissance des dommages et la meilleure indemnisation possible. Ils vous accompagneront tout au long de la procédure. Il est également très important que la victime ou les ayants droit soient présents afin de faire connaître leurs griefs, leurs critiques, leur ressenti, etc. : vous avez la possibilité de vous faire entendre, saisissez-là ! Ensuite la commission délibère et émet un avis et non un jugement.

Si la victime ou les ayants droit ne sont pas satisfaits de la décision de la commission, ils peuvent recourir à une expertise judiciaire.

En conclusion, le problème de l'erreur médicamenteuse ne doit plus être un sujet tabou. Chacun doit être sensibilisé à cette problématique, car les causes d'erreurs peuvent être imputées au médecin, au pharmacien, au patient ou à l'institution. Tout doit être mis en œuvre pour améliorer la sécurité de chacun. Heureusement, toutes les erreurs médicamenteuses ne portent pas à conséquence en provoquant des effets indésirables, mais il est important de garder à l'esprit qu'une erreur banale peut s'entacher de gravité si elle survient chez un patient à risque. Les polymédications, les extrêmes de la vie, la diminution des fonctions rénales, les changements de cadre de vie sont des éléments qui doivent faire redoubler de vigilance et de prudence.

CHAPITRE VII

DROGUES SUR ORDONNANCE : LES OPIOÏDES (CODÉINE ET TRAMADOL)

Depuis plus de vingt ans, les pouvoirs publics ont mis en place différents plans de lutte contre la douleur. Cette politique a permis de mettre sur pied des traitements contre les différents types de douleurs : musculaires, mécaniques, dentaires, rhumatismales, neurologiques, etc. Tous ces médicaments ont contribué à l'amélioration de leur prise en charge. On disposait de molécules efficaces : le paracétamol, l'ibuprofène, l'aspirine. Puis est apparu le dextropropoxyphène...

L'exemple du dextropropoxyphène

Le dextropropoxyphène était présent dans plusieurs produits pharmaceutiques soit seul (ANTALVIC), soit associé au paracétamol (DIANTALVIC, DIALGIREX) soit avec la caféine (PROPOFAN). Ces médicaments étaient classés dans la catégorie des opioïdes de palier II car ils sont dérivés de la morphine : 80 mg de dextropropoxyphène correspondent à 10 mg de morphine orale.

Dextropropoxyphène et paracétamol

En 2006, l'antalgique associant dextropropoxyphène et paracétamol était le deuxième médicament le plus prescrit en France (environ 48 millions de boîtes par an) derrière le paracétamol (192 millions)[1]. Cette association, celle du DIANTALVIC, existait depuis 1964 et était prescrit aux personnes qui n'étaient plus soulagées par le paracétamol seul, l'aspirine ou l'ibuprofène. Ce médicament a été retiré du marché français en mars 2011 à la suite d'une décision européenne, du fait d'un mauvais rapport bénéfice/risque. En effet, son efficacité contre la douleur chronique n'a été que peu évaluée et il n'est pas prouvé que l'association dextropropoxyphène/paracétamol est plus efficace que d'autres molécules de palier II. D'autre part, ce médicament exposait les patients en surdosage à des risques de dépression respiratoire, de troubles cardiaques, voire de décès. Le nombre de décès par intoxication volontaire ou accidentelle en Suède (200 par an) et au Royaume-Uni (300 à 400 par an)[2] a conduit les autorités de santé de ces pays à prendre des mesures restrictives en 2005, puis à retirer ces produits du marché en 2007. Dans ce contexte, l'Agence européenne du médicament a réévalué le rapport bénéfice/

1. « Dextropropoxyphène + paracétamol : toujours là... malgré les risques », *Prescrire*, 15 oct. 2007.

2. AFSSAPS, « Fin de réévaluation européenne – Retrait progressif de l'association dextropropoxyphène/paracétamol », communiqué du 25 juin 2009.

risque et a recommandé en 2009 son retrait dans tous les pays européens.

En France, la mortalité par intoxication au dextropropoxyphène est estimée à 65 décès par an[3]. Les autorités sanitaires françaises, et en particulier l'Agence française de sécurité sanitaire des produits de santé (AFSSAPS), ont exprimé un avis divergent à celui de l'Agence européenne du médicament, considérant que la situation en France n'était pas comparable à celles du Royaume-Uni et de la Suède. En outre, et surtout, elle craignait un transfert de prescription vers le tramadol, dont la toxicité est supérieure à celle du dextropropoxyphène. Finalement, en 2010, une étude américaine a montré que le dextropropoxyphène est susceptible d'entraîner des troubles du rythme cardiaque potentiellement mortels aux doses thérapeutiques. Sur la base de ces données, l'AFSSAPS a donc décidé de retirer le dextropropoxyphène du marché en mars 2011.

Un retrait controversé

Ce retrait a été mal vécu par les patients et par le corps médical. Les médecins et les malades estimaient que la balance bénéfice/risque était très positive. Le dextropropoxyphène était administré pour des douleurs mécaniques de type lombalgies, ou pour des douleurs traumatiques, douleurs des règles ou contre les maux de tête. Par ailleurs, il était mieux toléré que les autres antalgiques de palier II qui entraînent des nausées et des vertiges (tramadol, codéine) ou de la constipation et de la somnolence (codéine).

3. ANSM.

Pour les patients et comme pour les praticiens, les raisons du retrait n'étaient pas très bien comprises ni justifiées. De nombreux médecins ont jugé ce retrait excessif et soudain, certains regrettant qu'aucune mesure restrictive n'ait été prise avant cette décision. De l'autre côté, le retrait a perturbé l'équilibre que certains patients avaient trouvé avec le médicament. Plusieurs malades ont estimé que leurs douleurs étaient plus importantes depuis le retrait. Les médecins considéraient que la prise en charge de la douleur était plus complexe en raison du problème de tolérance de la plupart des traitements. Avec la suppression du DIANTALVIC, certains médecins étaient démunis et leurs choix thérapeutiques s'amoindrissaient. Patients et médecins interprétaient le retrait du produit comme une stratégie occulte de l'industrie pharmaceutique voire de l'assurance maladie. Par ailleurs, lorsque l'on supprime un médicament, les patients ont l'impression d'être trahis par le corps médical. « C'est comme si on vous disait que pendant vingt ans on vous a donné un poison ! » m'a dit un de mes patients.

Finalement, le retrait de cette classe thérapeutique n'a fait que déplacer le problème : plusieurs millions de consommateurs de ce médicament se sont reportés ces dernières années sur d'autres produits, comme le tramadol, classé dans la catégorie des antalgiques opioïdes de classe II.

Les antalgiques opioïdes

Revers de la médaille, les antalgiques opioïdes sont devenus des médicaments mortels. Le nombre de décès dus à ce médicament augmente et s'accroît ces dernières années en raison notamment de l'emploi d'opioïdes dans la prise en charge des douleurs chroniques.

C'est aux États-Unis que le phénomène est le plus criant ; il a commencé dans les années 1990. L'augmentation des prescriptions d'antalgiques opioïdes, et les opioïdes de synthèse (comme par exemple le fentanyl), s'est accompagnée de l'augmentation des décès dus à leur consommation. Aujourd'hui, chaque jour, 115 Américains meurent d'un surdosage de ces médicaments. Obtenus sur prescription médicale, les antalgiques opioïdes sont responsables de 17 087 morts en 2016, soit près de 50 décès par jour[4] ! Qu'en est-il en France ? Le tramadol est le premier antalgique opioïde impliqué dans les décès, devant la morphine. On compte 4 décès par semaine[5].

On distingue les opioïdes faibles et les opioïdes forts. Parmi les opioïdes faibles figurent la codéine, le tramadol, la poudre d'opium. Ils sont classés comme antalgiques de palier II et disponibles uniquement sur ordonnance.

Les opioïdes forts sont classés parmi les antalgiques de palier III et sont inscrits sur la liste des substances stupéfiantes : la morphine, l'oxycodone, le fentanyl. Leur délivrance est soumise à des conditions particulières : la prescription doit se faire via des ordonnances sécurisées[6],

---

4. Centers for Disease Control and Prevention.

5. ANSM.

6. L'utilisation des ordonnances dites sécurisées est obligatoire pour toute prescription ou commande à usage professionnel de médicaments classés comme stupéfiants ou soumis à la réglementation des stupéfiants. Les ordonnances sécurisées répondent à des spécifications techniques précises : elles sont réalisées sur du papier filigrané blanc naturel sans azurant optique, l'identification du prescripteur (en bleu, d'une teinte et d'une intensité donnée) est pré-imprimée, une numérotation d'identification du lot est inscrite dessus, un carré en micro-lettres où doit être indiqué le nombre de médicaments prescrits est pré-imprimé. L'ordonnance doit également comporter un duplicata pour les médicaments pris en charge par l'Assurance

la durée de prescription maximale est de 28 jours et le délai de présentation de l'ordonnance à la pharmacie est de 3 jours.

En 2017[7], la consommation d'antalgiques opioïdes dits faibles a représenté 20 % de la consommation d'antalgiques, soit dix fois plus que celle des antalgiques dits forts tels que la morphine ou l'oxycodone (2 %)[8].

Près de 10 millions de Français (17,1 %[9]) ont reçu un antalgique opioïde sur prescription. Les utilisateurs d'antalgiques sont majoritairement des femmes, que ce soit pour les opioïdes faibles ou forts. L'âge médian est de 52 ans pour les utilisateurs d'opioïdes faibles et de 64 ans pour les opioïdes forts.

En 2017, ce sont les médecins généralistes qui sont les prescripteurs d'opioïdes à près de 90 %, puis viennent les dentistes (2 à 3 %), les rhumatologues (1 à 2 %) et les chirurgiens orthopédiques (1 à 2 %). Ils sont majoritairement prescrits pour des douleurs aiguës ou chroniques, les douleurs dorsales ou liées à l'arthrose.

---

maladie (source : Conseil départemental de la ville de Paris de l'ordre des médecins).

7. En 2019, l'Agence française du médicament a rendu public un rapport analysant la consommation des antalgiques opioïdes en France entre 2016 et 2017, à partir des chiffres de vente en ville et à l'hôpital et des données de remboursement de l'assurance maladie.

8. Les antalgiques les plus consommés sont non opioïdes : paracétamol, aspirine et AINS (78 %). Viennent ensuite les antalgiques opioïdes dits faibles, comme le tramadol, la codéine et l'opium (20 %), qui sont dix fois plus consommés que les antalgiques opioïdes dits forts, comme la morphine, l'oxycodone, le fentanyl (2 %).

9. ANSM, « État des lieux de la consommation des antalgiques opioïdes et leurs usages problématiques », février 2019.

Liste d'antalgiques opioïdes commercialisés disponibles en ville	
Substance active	**Nom commercial**
codéine + paracétamol	ALGICALM, ALGISEDAL, CODOLIPRANE, CLARADOL CODÉINE, COMPRAGYL, DAFALGAN CODÉINE, GAOSEDAL, KLIPAL, CODÉINE, LINDILANE
codéine + ibuprofène	ANTARENE CODÉINE
codéine + paracétamol + aspirine	NOVACETOL
codéine + paracétamol + caféine	MIGRALGINE, PRONTALGINE
codéine + aspirine + caféine	SEDASPIR
Opium (poudre d')	LAMALINE, IZALGI
Tramadol	TOPALGIC, CONTRAMAL et génériques
Tramadol + paracétamol	IXPRIM, ZALDIAR et génériques
Tramadol + dexkétoprofène	SKUDEXUM

Les chiffres de vente en ville et à l'hôpital des antalgiques opioïdes montrent une augmentation de leur consommation en dix ans. L'opioïde le plus vendu et le plus consommé en ville comme à l'hôpital, seul ou en association, est le tramadol. En ville, de 2016 à 2017, sa consommation a augmenté d'environ 50 % (passant de 7,5 à 11,2 doses quotidiennes pour 1 000 habitants et par jour). En 2017, 6,8 millions de Français en ont consommé au moins une fois dans l'année[10]. La consommation de codéine a augmenté de 84 % en ville de 2006 à 2014 puis a chuté de 30 % entre 2016 et 2017 quand sa prescription est devenue obligatoire. L'association avec l'opium a doublé en ville et presque triplé à l'hôpital. La morphine est le premier antalgique opioïde fort utilisé (en 2017 50 % de la consommation à l'hôpital en 2017), suivi de près par l'oxycodone.

Tous ces médicaments sont efficaces contre la douleur et ont un intérêt incontestable dans la prise en charge des patients[11], ce qui explique leur usage fréquent.

Cependant, les autorités s'inquiètent de la forte hausse des hospitalisations liées à un mauvais usage des opioïdes et du nombre de décès liés à la consommation de ces médicaments[12]. Elles ont triplé entre 2000 et 2017, passant de 15 à 40 par an pour un million d'habitants ; le nombre de décès liés à la consommation de ces médicaments est passé de 1,3 à 3,2 décès pour un million d'habitants avec

10. *Idem.*

11. *Idem.* En 2017, 7 malades sur 10 souffrant d'une douleur aiguë ont utilisé des opioïdes faibles et 5 sur 10 des opioïdes forts ; 4 malades sur 10 souffrant d'une douleur chronique ont pris des antalgiques faibles et environ 1 sur 10 un opioïde fort (douleurs non cancéreuses dans 9 cas sur 10).

12. *Idem.*

au moins 4 décès par semaine. Selon la Banque nationale de pharmacovigilance[13], le taux de notifications d'intoxication aux antalgiques opioïdes est passé de 44 pour 10000 à 87 pour 10000 entre 2005 et 2016. Les trois substances les plus impliquées dans ces intoxications sont le tramadol, la morphine et l'oxycodone. Le tramadol est celui qui tue le plus.

Jusqu'en 2020, les antalgiques comme le paracétamol, l'aspirine, l'ibuprofène et la codéine étaient en vente libre, sans prescription médicale, ce qui favorisait l'automédication et n'était pas sans risque.

Quels sont les risques les plus importants ?

Les opioïdes aident à maîtriser la douleur mais, qu'ils soient faibles ou forts, ils exposent à un risque de dépendance, d'abus, de surdosage et de dépression respiratoire, pouvant conduire au décès. Une dose trop élevée d'opioïde peut entraîner le coma, une diminution de la fréquence respiratoire, une contraction de la pupille (myosis) et le décès du patient. Ce risque est majoré avec la prise concomitante de tranquillisants, d'antidépresseurs, d'antihistaminiques, des neuroleptiques.

La codéine

La codéine peut être prescrite :

- seule,
- en association avec d'autres molécules comme l'aspirine, le paracétamol (DAFALGAN, CODÉINE ou CODOLIPRANE), l'ibuprofène (ANTARENE, CODÉINE ou KLIPAL).

13. *Idem.*

La codéine induit un effet sédatif et peut provoquer la dépression des centres respiratoires (ralentissement du rythme respiratoire et pauses). Elle peut entraîner la somnolence, des nausées, des vomissements, la constipation et des troubles confusionnels.

Dans une étude sur la consommation de codéine datée de 2019[14] près de 75 % des patients ont déclaré que la codéine est le traitement qu'ils utilisent le plus souvent en cas de douleurs dues à des céphalées ou migraines, (46,4 %) des dorsalgies (21,2 %) ou des douleurs dentaires (11,7 %). 21,6 % d'entre eux ont déclaré prendre de la codéine tous les jours, 27,3 % plusieurs fois par semaine et 51 % moins d'une fois par semaine. En tenant compte des posologies de chaque médicament contenant de la codéine, il a été observé que 26 patients de l'enquête (13,3 %) consomment une dose supérieure à celle recommandée (dose plus forte, nombre de prises plus élevé, prises trop rapprochées).

La codéine, lorsqu'elle est absorbée, passe dans le sang puis atteint le cerveau. Dans le système nerveux central, elle bloque des récepteurs spécifiques qui modulent la réponse à la douleur, ce qui conduit à une diminution du ressenti de la douleur. En plus de son action antidouleur, la codéine produit des effets euphorisants ou des troubles de l'humeur.

Enfin, et c'est le plus grave, elle rend dépendant. En stimulant les récepteurs, elle provoque une activation des neurones impliqués dans le circuit du plaisir et de la récompense. L'arrêt brutal de cette stimulation provoque des symptômes physiques qui poussent à reprendre la consommation. Les malades prennent ainsi des médicaments contenant de la codéine pendant des mois alors

---

14. *Idem.*

qu'ils n'ont plus de sensation douloureuse, car arrêter peut être physiquement douloureux. Le patient ressent des courbatures, des maux de tête (addiction rampante).

« Les médecins connaissent mal la molécule et les patients ne reconnaissent pas toujours les signes de dépendance[15] » déclare Nathalie Richard, directrice adjointe des médicaments antalgiques et stupéfiants à l'ANSM. Le danger est que les patients n'ont pas l'impression d'être dans un comportement de transgression vis-à-vis du traitement. Ils cherchent à calmer la douleur liée au manque et rendre moins pénible une douleur psychique préexistante (stress post-traumatique, un décès, une maltraitance familiale, etc.).

Le tradamol, drogue du travailleur ? Un trafic très lucratif

Le tramadol se présente sous différentes formes :
- pur (TOPALGIC et ses génériques) à différents dosages,
- associé à du paracétamol (IXPRIM ou ZALDIAR),
- associé à un anti-inflammatoire (SKUDEXUM).

Le tramadol provoque une somnolence, des sensations vertigineuses, d'où la mise en garde des conducteurs de véhicule ou des utilisateurs de machines. Il peut aussi entraîner une dépression respiratoire et des troubles psychiques (confusion, hallucinations ou délires), surtout chez les personnes âgées. Là encore l'association du tramadol avec d'autres médicaments comme les antidépresseurs, les somnifères, les anxiolytiques augmente le risque de détresse respiratoire.

15. « Le tramadol, antidouleur de la classe des opioïdes placé sous surveillance en France », *Le Monde*, 16 janvier 2020.

La prise répétée de tramadol provoque une dépendance. Au début, il est pris pour lutter contre les douleurs et maux de tête et par la suite, les doses doivent régulièrement augmenter pour maintenir ses effets. Outre la dépendance qu'il génère, le tramadol peut entraîner des crises convulsives. Le surdosage entraîne une baisse de la fréquence cardiaque, une dépression respiratoire et le coma. Ces risques sont accrus par le mode de consommation. Le tramadol est en effet dilué dans du café, dans du thé ou associé à de l'alcool pour prolonger ses effets, chez les personnes addictives.

Enfin, il y a un risque de surmortalité lié au tramadol. Beaucoup d'études le confirment. Les patients exposés au tramadol présentent une mortalité plus élevée que ceux exposées aux AINS un an après la première prescription. De 2000 à 2014, la mortalité imputée à l'utilisation du tramadol a augmenté parallèlement à sa consommation. En 2014, la réglementation sur le tramadol a été renforcée, la consommation a alors diminué et la mortalité aussi[16].

Le tramadol fait l'objet de nombreux usages détournés. En Afrique de l'Ouest, par exemple, sa consommation connaît une croissance exponentielle au Niger, au Mali et au Burkina Faso[17]. Parfois acheté dans les officines pharmaceutiques, il est aussi commercialisé hors des circuits officiels, parfois contrefait et falsifié. Les saisies permettent de mesurer l'ampleur du phénomène : entre février et octobre 2012, près de 130 tonnes de tramadol interceptés

---

16. ANSM, « État des lieux de la consommation des antalgiques opioïdes et leurs usages problématiques », *op. cit.*

17. Selon les données du réseau épidémiologique sur l'usage des droguiers au Nigeria (NENDU), en 2015, le tramadol était le produit le plus fréquemment consommé par 71 % des usagers nigérians d'opiacés (source IFRI, 12 octobre 2017).

au Bénin, au Ghana, au Sénégal et au Togo ; en 2014, plus de 43,5 tonnes saisies au Bénin et au Ghana ; en 2016, 7 millions de comprimés saisis au Nigeria[18]. Ce succès tient d'abord au prix. Dans les pays du Sahel, un comprimé est vendu entre 10 et 50 francs CFA soit moins cher que les dérivés de la cocaïne et de l'héroïne. Par ailleurs le tramadol est considéré comme un médicament et non comme une drogue.

La consommation de tramadol est surreprésentée dans la jeunesse masculine. Il est utilisé dans le cadre d'une consommation collective (regroupements festifs, pratiques toxicomanes de groupe) et une consommation individuelle (augmentation de la force et de l'endurance pour un travail physique) et pour la recherche de performances sexuelles (le tramadol retarderait l'éjaculation).

Enfin, du fait de ses effets secondaires (euphorie, agitation, hallucinations...), le tramadol altère le rapport à la peur et à la douleur. On trouve des relations étroites entre accidents de la route et violences volontaires liées à sa consommation. Des comprimés ont été retrouvés sur des combattants de Boko Haram et des assaillants lors des attaques revendiquées par le chef Mokhtar Belmokhtar[19].

---

18. Pour mesurer l'ampleur de phénomène, il suffit d'évaluer les saisies ces dernières années. Entre février et octobre 2012, 24 containers transportant près de 130 tonnes de tramadol ont été interceptés au Benin, au Ghana, au Sénégal et au Togo. Deux ans plus tard, en 2014, les services de contrôle portuaire de Cotonou (Benin) et Tema (Ghana) saisissaient plus de 43,5 tonnes. En janvier 2016, la police nigérienne découvrait 7 millions de comprimés, une prise record dans un pays considéré comme la principale destination des comprimés déchargés au Bénin ou au Ghana mais où les saisies sont généralement de faible ampleur (source IFRI, 12 octobre 2017).

19. A. Tisseron, « L'Afrique en question » IFRI, 12 octobre 2017.

En France, entre 2005 et 2016, le tramadol est l'antalgique le plus souvent impliqué dans les surdoses involontaires d'opioïdes, devant la morphine et l'oxycodone. Dans les cabinets médicaux, encore aujourd'hui, les médecins connaissent tous de jeunes patients entre 30 et 40 ans, travailleurs manuels, qui viennent consulter pour nous demander du tramadol 50 mg, puis plus tard du 100 mg et ensuite du 200 mg... Cette escalade traduit la dépendance et l'accoutumance. « Certains patients présentent des symptômes de dépendance après seulement un mois. En outre, le sevrage est complexe car le tramadol agit à la fois comme antidouleur et antidépresseur[20] » ajoute le professeur Nicolas Authier, chef de service de pharmacologie et du centre de la douleur du CHU de Clermont-Ferrand.

Alors, à quand un contrôle plus strict de la prescription du tramadol ou à sa suppression ? À partir d'avril 2020, l'Agence nationale du médicament a réduit la durée maximale de prescription de tous les antidouleurs contenant du tramadol de 12 à 3 mois. Par ailleurs, il est nécessaire contrôler davantage les ordonnances falsifiées. Il ne fait pas de doute que devant la dangerosité de ce produit et de son mésusage, le tramadol sera, un jour, supprimé par les autorités sanitaires.

20. « Le tramadol, antidouleur de la classe des opioïdes placé sous surveillance en France », *op. cit.*

CHAPITRE VIII

CAUCHEMAR EN EHPAD

En France, plus de 720 000 personnes fréquentent un établissement d'hébergement pour personnes âgées dépendantes (EHPAD), soit 10 % des personnes âgées de plus de 75 ans et un tiers de celles âgées de 90 ans ou plus. Les résidents sont de plus en plus âgés (87 ans en 2015 contre 86 ans en 2011). Les femmes sont majoritaires et plus souvent seules que les hommes (91 % d'entre elles n'ont plus de conjoint), et les hommes sont plus jeunes que les femmes (82 ans pour les hommes et 87 ans pour les femmes). L'Ehpad est souvent le dernier lieu d'hébergement de la personne âgée seule et dépendante. En moyenne, les résidents y passent deux à trois ans et deux sorties sur trois sont causées par le décès de la personne[1].

1. *DREES Études et résultats*, n° 1015, juillet 2017.

Manque de personnel et désorganisation

Durant ma carrière, j'ai eu l'occasion de travailler dans deux Ehpad à Paris. Ce sont des établissements de luxe, bien équipés et avec du personnel de qualité[2]. Les lieux sont souvent confortables, avec des chambres spacieuses avec rangements et télévision, des animations fréquentes, une salle à manger attractive où les plats sont en général de qualité et de bon goût, une bibliothèque et un espace d'accueil chaleureux.

Mais quid des soins ? Dans ce domaine, il y a beaucoup à dire ! D'abord le manque de personnel soignant : on trouve 1 infirmière pour 50 résidents, parfois 60. Elle a de nombreuses tâches à accomplir dans une journée : dispenser les traitements (faire ingérer les médicaments après les avoir vérifiés, noter leur prise à la sortie de la chambre pour chaque résident), effectuer les soins (injections, pansements, prise de tension, gestion des rendez-vous et des ordonnances), encadrer les aides-soignantes et gérer la relation avec les familles. Leur charge de travail est lourde.

Celle des aides-soignantes est aussi très importante : faire les toilettes, donner le petit-déjeuner et les repas, habiller les résidents. On compte 1 aide-soignante pour 12 résidents. Tout doit être fini à midi, ce qui signifie que les toilettes durent parfois moins de 10 minutes !

L'absentéisme est une préoccupation des équipes de direction, qui s'inquiètent du *turn over* du personnel soignant dans certains établissements. L'absence d'une aide-soignante ou d'une infirmière suffit à propager la panique et le désordre. On cherche à la va-vite une remplaçante. On fait appel à des intérimaires. Et par conséquent,

---

2. Le montant mensuel pour y séjourner était de près de 4000 euros.

le personnel soignant change souvent. Un salaire peu élevé avec des contraintes horaires, un travail épuisant et peu gratifiant, sans reconnaissance, les conditions de travail les poussent parfois au découragement.

« Le manque de moyens associé au manque de formation, c'est la maltraitance assurée[3] », affirme le Dr Thierry Martin, gériatre au centre hospitalier de Cherbourg. Carence du personnel et personnel insuffisamment formé expliquent les dysfonctionnements. Il fait ce qu'il peut avec les moyens dont il dispose. L'encadrement des équipes médicales est aussi insuffisant : un médecin coordonnateur parfois présent à temps partiel ; le médecin traitant généraliste qui vient quand il peut et lorsqu'il est présent ne peut voir tous les résidents, faute de temps...

Les prescriptions, la délivrance et le suivi des traitements

Le nombre moyen de médicaments consommés par les personnes âgées est de 8 chez les 70-80 ans, passe à plus de 9,61 chez les 80-90 ans pour atteindre 9,92 chez les 90-100 ans et 8,11 pour les plus de 100 ans. Dans les Ehpad, près de 60 % des résidents consomment plus de 4 médicaments par jour (le nombre de médicaments prescrits est cependant très variable selon les établissements[4]). Les classes thérapeutiques prescrites sont les antidépresseurs (32 %), des anxiolytiques (27 %), des hypnotiques (22 %),

3. Cité dans Ch. Fernandez, D. Prédali et Th. Pons, *On tue les vieux*, Fayard, 2006.

4. Pour 15 % d'entre eux, un tiers des résidents consomment plus de 10 médicaments et au moins 5 % des résidents consomment 15 molécules.

des neuroleptiques (15 %) et des régulateurs de l'humeur (3 %)[5].

Lorsque l'on interroge les infirmières et qu'on écoute leur vécu quotidien, on constate qu'il y a des dysfonctionnements dans l'administration et la délivrance des médicaments. La distribution des traitements se déroule en même temps que le petit-déjeuner et dure parfois bien au-delà. Le patient est très rarement à jeun pour les examens et traitements qui le nécessitent (extraits thyroïdiens et infections urinaires par exemple). Les traitements antiparkinsoniens qui nécessitent plusieurs prises sont rarement pris aux heures prescrites. Les traitements anticoagulants sont sources d'erreur quand ils sont intégrés dans les piluliers.

Quand la dose prescrite représente une partie du comprimé (et c'est souvent le cas), il arrive qu'il soit donné entièrement, d'où un risque d'accidents hémorragiques. Par ailleurs, les gélules sont parfois ouvertes pour être absorbées, ce qui entraîne une absorption plus rapide du médicament qui modifie le métabolisme et par conséquent son efficacité. En outre, la Haute Autorité de santé indique qu'il ne faut pas écraser plus de trois médicaments ensemble et cette recommandation n'est pas toujours respectée. Le personnel a tendance à écraser tous les médicaments pour une seule prise.

5. ANESM, « Prise en charge médicamenteuse en EHPAD », Fiche Repère « personnes âgées », juin 2017.

Ajouter de la vie aux années (et non des années à la vie)

Pour les résidents, l'administration de médicaments est devenue une habitude, un rituel. Ils arrivent avec la prescription de leur médecin généraliste et on ne fait que renouveler leur ordonnance. Certains malades sont si attachés à leurs médicaments que le retrait de l'un d'entre eux est source d'incompréhension ou de colère. Ils sont habitués à leur pilule du soir, à leur comprimé bleu ou rouge, et tout manquement est vécu comme une perte de repères (il arrive aussi que les familles de ces personnes âgées interviennent pour nous demander de ne pas arrêter ou changer le traitement). Il faut du temps pour leur expliquer l'inutilité de telle ou telle prescription. Pourtant, les prescriptions ne sont pas toujours justifiées et un travail pédagogique s'avère nécessaire.

Mon activité auprès des personnes âgées, qu'elles vivent à domicile ou en Ehpad, m'a permis de réfléchir sur nos comportements et nos objectifs. Je me suis posé de nombreuses questions : quelle est la pertinence des décisions médicales chez les personnes âgées ? Quel comportement le praticien doit-il adopter ? Le patient privilégie-t-il l'amélioration de la qualité de sa vie ou son allongement ? Le but thérapeutique est-il d'ajouter de la vie aux années ou d'ajouter des années à la vie ? Le souhait du malade doit être respecté ; il faut pouvoir en parler avec lui et connaître son vécu.

Pour ma part, j'opte pour un renoncement à certaines thérapeutiques afin d'éviter les risques de la polymédication. Le but du traitement des personnes de grand âge n'est pas toujours la guérison, mais l'amélioration de son état de bien-être et la reprise d'une certaine autonomie.

On ne raisonne pas en matière d'efficacité médicale et de nombre d'années de vie gagnées, mais plutôt en matière d'amélioration de la qualité de vie, c'est-à-dire de la possibilité d'accomplir des actes de vie courante.

Prendre en compte le « vécu de la vie » du patient, ses préférences, est capital, et c'est même une obligation légale depuis la loi du 4 mars 2002 dite loi Kouchner. On a tous rencontré des personnes capables de valoriser leur vie alors que leur état de santé physique ou mentale est précaire et d'autres qui y attachent peu de prix. On rencontre des personnes âgées en bonne santé apparente, avec une bonne retraite, des enfants et des petits enfants affectueux, qui « ont tout pour être heureux », et qui pourtant sont déprimés et souhaitent une mort rapide, fatigués de vivre. Et inversement, on connaît des patients porteurs de maladies graves ou d'autonomie réduite très optimistes et faisant preuve d'une grande combativité qui leur fait refuser la mort.

Par conséquent, avant de prendre une décision médicale et en particulier de prescrire un traitement médicamenteux, le médecin doit se préoccuper de l'opinion du malade pour juger de l'efficacité et de la tolérance des soins médicaux. Il existe un écart important entre l'appréciation des patients et celle des soignants : ces derniers sont attentifs aux signes cliniques et aux symptômes observés, alors que les malades s'intéressent à ce qu'ils ressentent et à leur capacité de satisfaire leur besoins.

La qualité de vie est un facteur déterminant de la décision médicale, mais il existe peu de moyens pour la mesurer surtout lorsque le malade ne peut s'exprimer, ou est épuisé par une maladie qui s'éternise. Le recours à l'entourage ou à sa famille peut être utile et aider à déceler les éléments de satisfaction ou d'inconfort.

Des soins lourds et coûteux doivent, à mon sens, faire l'objet d'un questionnement qui permet de trouver un compromis entre ce qu'il y a à faire « de mieux » en provoquant « le moindre mal ». Pendant mon exercice dans les Ehpad, j'ai toujours cherché à réduire la consommation de médicaments et j'ai entrepris la déprescription. Ce qui n'est pas chose facile, car cela va à l'encontre des pratiques et des attentes des résidents et de leurs familles. Avec les personnes âgées, j'ai toujours considéré que l'objectif thérapeutique n'est pas toujours de les guérir (peut-on guérir de la vieillesse ?) mais de soulager au mieux et d'apporter le plus de confort possible. Deux principes guident les prescriptions : *primum non nocere* (« d'abord ne pas nuire ») et « ajouter de la vie aux années et non des années à la vie ».

La maltraitance médicale ou médicamenteuse

Agir et faire à tout prix peut en effet être contradictoire avec les intérêts et les désirs de la personne soignée. Rappelons aux médecins que l'article 37 du code de déontologie médicale et l'article L 1110-5 de la loi du 4 mars 2002 les obligent à ne pas faire courir à un malade des risques disproportionnés par rapport aux bénéfices escomptés et à éviter toute obstination déraisonnable dans les thérapeutiques. C'est ce que j'appelle la maltraitance médicale ou médicamenteuse. « Vouloir une bonne qualité de vie » pour son malade consiste à reconnaître que la mort est inéluctable et que la médecine n'a pas à la retarder indéfiniment. Pourquoi toujours agir ? L'abstention thérapeutique n'est-elle pas une option ? Ne rien faire, c'est faire !

Peut-on dialoguer et communiquer avec les personnes âgées malades ? Demande-t-on leur avis sur leur traitement ? Bien souvent elles répondent : « C'est vous le médecin », ce qui signifie « c'est à vous de décider ». Nous avons alors une lourde responsabilité face à elles. Or, il est très difficile pour un clinicien d'anticiper l'impact psychologique déclenché par la maladie. Le malade est conditionné par son milieu culturel, son éducation et par des événements de sa vie très intimes qu'il ne révèle pas au médecin. Ainsi, la qualité de vie objectivée par le médecin via son regard extérieur de professionnel peut être en décalage avec son appréciation subjective par le patient. La prise en considération du patient, de sa philosophie de vie, est essentielle pour éviter la surmédication.

D'autres questions me viennent à l'esprit : pourquoi donner des statines (substance contre le taux élevé de cholestérol dans le sang) à une personne de plus de 80 ans ? Quels bénéfices en attendre ? Ces médicaments ont une action préventive pour réduire les risques cardiovasculaires, mais nous n'avons donc pas le recul suffisant pour apprécier leur efficacité sur les personnes âgées. En second lieu, le bénéfice attendu est à moyen terme, c'est-à-dire qu'il peut survenir dans plusieurs années voire dans un avenir plus lointain. Mais est-il toujours raisonnable d'en prescrire à des personnes de 80 ans ?

Autre question : pourquoi administrer autant de psychotropes ? Il arrive de voir des ordonnances avec un somnifère, un anxiolytique et un antidépresseur. Les trois médicaments associés entraînent une somnolence et un état de vigilance défaillant. Et c'est ainsi l'on voit des personnes âgées endormies l'après-midi dans le grand salon devant la télévision allumée ou devant une animatrice !

Il arrive aussi que les résidents âgés deviennent agités au cours de leur séjour et se promènent dans les couloirs, la nuit, sans possibilité de dormir. L'équipe soignante demande alors au médecin de prescrire « quelque chose » pour avoir la paix et pour ne pas déranger le service. Et ce « quelque chose » est souvent un neuroleptique léger pour calmer la personne agitée.

Les personnes âgées qui tombent dans leur chambre en essayant d'aller aux toilettes représentent à elles seules plus de 80 % des chutes dans les Ehpad. Toutes les études montrent le rapport entre la consommation de psychotropes et le risque de chutes : à partir de 60 ans, le risque de chute est multiplié par quatre. Même sans gravité, ces chutes engendrent une perte d'assurance chez les personnes âgées. Sachant que la plupart se lèvent (et chutent) pour aller aux toilettes, la seule solution offerte est de porter des couches. Il y a vingt ans, dans le service du Dr Pierre Rumeau, trois patients au maximum portaient des couches. Aujourd'hui, pour le même nombre de malades, ils sont entre 65 et 75 %. L'explication du médecin est simple : « Les pathologies n'ont pas changé mais les aides-soignantes ont été divisées par trois[6]. »

Les abus de prescription

Dans les études chez les sujets âgés vivant en maison de retraite, sur l'ensemble des effets indésirables médicamenteux recensés, on note des erreurs au stade de la prescription, des erreurs de posologie, des erreurs de choix thérapeutiques et des interactions médicamenteuses. Beaucoup d'erreurs se produisent au stade de la surveillance (délai trop long entre la réception de résultats et l'application de mesures adéquates, et entre des signes de toxicité médicamenteuse et la prise de décision). Ces erreurs peuvent se cumuler.

6. Cité dans *On tue les vieux*, *op. cit.*

Le concept de prescription inappropriée a été utilisé pour la première fois en 1991 par le Dr Beers, qui a par la suite établi une liste de médicaments dont la prescription n'est pas souhaitable ni souhaitée : la liste de Beers[7].

En France, le Pr Marie-Laure Laroche, cheffe de service de pharmacovigilance de l'hôpital de Limoges, et spécialiste de cette question, définit les médicaments potentiellement inappropriés comme des traitements dont le rapport bénéfice/risque est défavorable et qui ont une efficacité douteuse par rapport à d'autres solutions thérapeutiques plus sûres.

Les enjeux de la prescription inappropriée sont importants car elle est associée à un risque iatrogénique plus élevé et à une augmentation des hospitalisations. Le Pr Laroche estime que 20,4 % des patients avec une prescription médicamenteuse inappropriée subissent des effets indésirables[8].

Les prescriptions inappropriées se répartissent en trois types : les médicaments à éviter chez la personne âgée, les médicaments dont la posologie habituelle est trop élevée pour les personnes âgées (excès de traitement) et les médicaments à éviter en association avec des comorbidités. Les médicaments concernés sont les suivants :

---

7. Le Dr Beers, un médecin américain, a d'abord publié une liste de médicaments potentiellement inappropriés chez les personnes âgées vivant dans les maisons de retraite. Il l'a mise à jour en 1997 et la généralisée aux personnes âgées de 65 ans et plus vivant à domicile. Selon lui, 28 médicaments doivent être évités chez les personnes âgées et 15 pathologies rendent l'utilisation de médicaments inappropriée. En 2011, l'Association américaine de gériatrie a adoptés ses critères, qu'elle a mis à jour en 2015.

8. M.-L. Laroche, J.-P. Charmes, Y. Nouaille, N. Picard, L. Merle, « Is inappropriate medication use a major cause of adverse drug reactions in the elderly ? », *Br J Clin Pharmacol*, 63, 2, p. 177-186.

- les médicaments à visée cardiovasculaire (près de 40 %, dont 18,2 % d'antiagrégants plaquettaires, 10,6 % de médicaments pour l'angine de poitrine, 5,9 % de diurétiques, 2,5 % d'antihypertenseurs),
- les psychotropes (27,1 %, dont 19,1 % de tranquillisants de type benzodiazépine, 3,4 % de neuroleptiques, 1,7 % d'antidépresseurs tricycliques et 1,7 % d'autres antidépresseurs et 1,3 % d'hypnotiques),
- les médicaments à visée gastro-intestinale (17,8 % dont 16,1 % d'IPP et 1,3 % de laxatifs),
- les médicaments du domaine musculo-squelettique (5,1 %),
- les antidiabétiques (2,5 % dont 2,1 % d'antalgiques),
- les médicaments du système respiratoire (2,1 %),
- les médicaments de l'appareil urogénital (2,1 %),
- les AINS (0,4 %)[9].

Selon une enquête réalisée par l'agence régionale de santé d'Auvergne auprès de 83 Ehpad et 7 091 résidents, près de 80 % des personnes de l'Ehpad prennent au moins un psychotrope. Les prescriptions de trois psychotropes ou plus sont extrêmement fréquentes (près de 25 % en consomment au moins trois), la moitié des résidents consomment des benzodiazépines, plus de 42 % des antidépresseurs, 28 % des neuroleptiques[10].

Cet abus de prescription est dévastatrice : elle est responsable de 10 à 30 % des hospitalisations iatrogènes en urgence chez les personnes âgées, elle augmente le risque de chute de 50 %, elle entraîne des états confusionnels

9. *Idem*.

10. HAS, « Comment améliorer la qualité et la sécurité des prescriptions de médicaments chez la personne âgée », 2014.

et de somnolence excessive. Toutes les études, tous les rapports, confirment cette tendance.

On a vu que les personnes âgées de plus de 75 ans sont atteintes de plusieurs pathologies qui engendrent nécessairement une polymédication. Et du fait des modifications métaboliques de ces patients (réduction de la fonction du foie et du rein) les accidents médicamenteux sont beaucoup plus fréquents et parfois mortels.

Plusieurs études ont mis en évidence une association entre l'augmentation du nombre de médicaments prescrits et la prescription inappropriée. La polymédication est donc non seulement un facteur de risques d'effets indésirables mais également un facteur de risque de prescription médicamenteuse inappropriée.

Encore une fois, rappelons que la surconsommation de médicaments est un véritable enjeu de santé publique. La population âgée de plus de 65 ans en France est de plus en plus nombreuse et paie le lourd tribut de ces effets indésirables qui entraînent des hospitalisations et des décès. Vieillir en bonne santé est un objectif capital et les médecins et les pharmaciens doivent veiller à ne pas nuire et redoubler de vigilance dans les prescriptions, et une collaboration étroite entre eux s'avère indispensable.

CHAPITRE IX

LA PÉNURIE DE MÉDICAMENTS

On en parle de plus en plus et cela fait la une des journaux : « la pénurie de médicaments » est un grave sujet de santé publique qui prend de l'ampleur : depuis plus d'une dizaine d'années, tous les professionnels de santé de tous les pays constatent la hausse constante de rupture de médicaments. Elle touche les pharmacies et les hôpitaux et concerne aussi bien les nouveaux que les anciens médicaments et les génériques[1].

La mondialisation en cause

L'industrie du médicament a connu depuis de nombreuses années de profondes mutations qui ont

1. L'Académie nationale de pharmacie a organisé deux colloques sur ce sujet, l'un consacré aux pénuries en matières premières pharmaceutiques intitulé « Mondialisation et santé publique » (20 avril 2011) et un autre, intitulé « Médicaments, ruptures de stocks, ruptures d'approvisionnement : une problématique polymorphe, diversité d'origines, solutions plurielles » (20 mars 2013).

engendré le phénomène de pénurie. Même si les causes sont multiples, une des raisons principales est la mondialisation. La pression sur les prix des matières premières à usage pharmaceutique a entraîné la délocalisation de la production des substances actives en dehors des pays occidentaux. Or, sans substances pharmaceutiques actives (matières premières), il n'y a pas de fabrication de produits finis (médicaments). En quelques années, les sites de production ont été externalisés et internationalisés : les matières premières sont produites en Inde, en Chine et en Asie du Sud-Est pour 80 % d'entre elles[2] (à titre de comparaison, cette proportion était de 20 %, il y a trente ans). Par ailleurs, le marché pharmaceutique a connu une concentration de la production entre les mains de quelques fournisseurs. Une situation qui fragilise la capacité de répondre de façon réactive à des demandes ou à des incidents de production.

Une dépendance préoccupante

La France a ralenti les investissements dans les sites de production localisés sur son territoire et est aujourd'hui dépendante de pays étrangers. En juin 2017, le syndicat qui représente les industries du médicament, le Leem, indiquait que sur « les 206 médicaments chimiques autorisé par l'EMA entre 2012 et 2016, 16 sont produits en France contre 65 en Allemagne ou encore 57 en Grande-Bretagne. On recensait 170 sites de production de médicaments en 2015 en France contre 223 en 2013, soit une baisse de 24 % en deux ans. Parmi ces sites, 135 étaient consacrés

2. Académie nationale de pharmacie, « Médicaments : ruptures de stocks, ruptures d'approvisionnement », 20 mars 2013.

à la fabrication de médicaments en 2015, contre 190 en 2013 soit une diminution de près de 29 %[3]. »

Aujourd'hui, la majorité de la production se fait à l'étranger. Au 30 juillet 2018, on comptait 2235 sites de production de substances pharmaceutiques actives dans l'Union européenne contre 4 442 en Inde et 2 794 en Chine, ces deux pays concentrant à eux seuls 61 % des sites de productions. D'autres pays ont cependant conservé des capacités de fabrication : les États-Unis (599 sites) la Suisse (399 sites) et le Japon (281 sites)[4].

En parallèle, la demande s'est également mondialisée. L'augmentation de la demande mondiale de médicaments (+ 6 % par an) exerce une forte pression sur les fabricants. Les capacités de production ne suffisent pas à répondre aux variations de la demande. En outre, on limite les stocks pour réduire les dépenses incompatibles avec les objectifs de rentabilité. Dans ce contexte, la concurrence entre les différents marchés nationaux pour l'accès aux médicaments s'intensifie. Or, le marché français est perçu comme le moins attractif par les firmes pharmaceutiques, qui ont tendance à privilégier les pays où les prix des médicaments sont les plus rémunérateurs et les pays émergents à forte croissance. En France, le prix des médicaments est inférieur à celui des autres États. Il arrive que la baisse de rentabilité de certains médicaments aboutisse à leur retrait du marché.

Toutes ces raisons rendent la France dépendante des industries de santé situées hors de son territoire et compromettent notre souveraineté dans le domaine stratégique de la santé.

---

3. Leem, « Bilan économique. Édition 2019 ».
4. *Idem.*

La pénurie de médicaments

Le phénomène de rupture de médicaments ne concerne pas uniquement la France et touche pratiquement tous les pays européens. Une enquête menée en 2016 dans 21 pays européens par le groupement pharmaceutique de l'Union européenne[5] a montré que les pharmacies d'officine de l'ensemble des 21 pays couverts par l'enquête ont été concernées par des phénomènes de pénurie durant les 12 derniers mois. Celle-ci concernait les médicaments agissant sur le système nerveux central et les maladies cardiovasculaires, les antibiotiques, les vaccins et les médicaments destinés au traitement des cancers. Les laboratoires les plus défaillants étaient Sanofi, GlaxoSmithKline et Pfizer, c'est-à-dire les plus grosses firmes pharmaceutiques au monde.

Ruptures de stock, ruptures d'approvisionnement sont en augmentation. La pénurie d'anticancéreux, d'antibiotiques et de médicaments du système nerveux central est sévère. On assiste même à certaines pénuries complètes de substances actives, avec des conséquences en cascade. L'offre n'est plus en relation avec la demande mondiale. Les producteurs de matières premières qui ne peuvent approvisionner les usines de production de médicaments sont vite débordés par la demande mondiale.

En France, depuis 2017, la situation est préoccupante : le nombre de médicaments déclarés en rupture d'approvisionnement (c'est-à-dire non disponibles dans les 72 heures à compter de la commande) est élevé : plus de 300 par mois. La durée moyenne des ruptures est d'environ 20 à 30 jours. Il s'agit surtout de vaccins, d'antibiotiques et anticancéreux injectables et de médicaments du système nerveux

---

5. Groupement pharmaceutique de l'UE, « Document de prise de position sur les pénuries de médicaments », mai 2019.

central. Le nombre de signalement a doublé entre 2012 et 2016[6]. Cette pénurie de médicaments essentiels et vitaux a atteint des records en 2017, avec 500 médicaments en rupture de stock. Des pétitions menées par des associations de patients ou par des professeurs de médecine ont été lancées pour alerter l'opinion et les pouvoirs publics des risques pour les patients.

Selon une enquête menée fin 2018 auprès d'un échantillon de 955 personnes représentatif de la population française, un quart d'entre elles avait été confronté à une non-dispensation d'un médicament pour cause de pénurie (31 % pour les personnes atteintes d'une affection de longue durée – ALD). Parmi les personnes interrogées dont le traitement a été modifié à la suite de cette pénurie, 14 % ont rapporté une augmentation des symptômes, 4 % ont fait état d'erreurs dans la prise de médicaments de remplacement (et ce taux passe à 8 % en cas d'ALD), 4 % ont être hospitalisées (5 % en cas d'ALD)[7].

L'Association européenne des pharmaciens hospitaliers (EAHP) a recueilli des données sur la pénurie des médicaments dans le secteur hospitalier, leur fréquence et leur impact sur les soins aux patients[8]. Pour 86 % des hôpitaux, en Europe, la question des ruptures est un sujet de préoccupation quotidien. Les principales classes concernées sont les anti-infectieux et les anticancéreux suivis de près par les médicaments d'urgence en réanimation, les médicaments de cardiologie et les anesthésiques. 75,4 % des pharmaciens hospitaliers considèrent que les pénuries

---

6. ANSM, 2019.

7. France Assos Santé, « Pénuries de médicaments et de vaccins, déc. 2108 », cité dans *Prescrire*, n° 440, juin 2020.

8. AEPP, août 2019.

de médicaments dans leur hôpital ont un impact négatif sur les soins aux patients.

Quel impact sur les patients ?

En effet, les ruptures d'approvisionnement en médicaments peuvent avoir des répercussions d'importance très variable pour le patient, allant du simple inconfort à la perte d'efficacité de traitement. Les conséquences de la non-administration d'un médicament sont dans la majorité des cas, et fort heureusement, minimes, voire nulles, à condition que cela ne dure pas trop longtemps. En cas de rupture prolongée, on peut lui substituer une molécule identique (un générique ou un équivalent thérapeutique) au même dosage.

Cependant, il arrive que les conséquences d'une pénurie de médicaments soient dramatiques, comme en anesthésie-réanimation, où l'indisponibilité, même courte, met en danger les patients du fait de leur instabilité.

Une étude publiée en 2017 a montré l'incidence d'une rupture d'approvisionnement de médicaments aux États-Unis en 2011. 73 % des 251 médicaments en rupture étaient des injectables, y compris ceux traitant les septicémies, les cancers et d'autres maladies à mortalité élevée. Durant la période 2008-2013, ce sont la néosynéphrine et la phényléphrine (un vasopresseur, médicament majeur qui fait monter la pression en réanimation) qui vient à manquer. La mortalité est passée de 35,9 % à 39,6 %, une augmentation significativement corrélée aux épisodes de ruptures et cela malgré des stratégies de substitution par d'autres vasopresseurs[9].

9. G. Ottino, D. Lebel, J.-F. Bussières, O. Bourdon, « Gestion des ruptures d'approvisionnement de médicaments : perspectives en

De même, le PROPOFOL, très utilisé en anesthésie immédiate et courte pour des actes invasif (intubation, endoscopies), connaît depuis de nombreuses années des difficultés d'approvisionnements prolongées et répétées. La Food and Drug Administration a reçu de nombreux rapports d'événements indésirables liés à ces pénuries. C'est ainsi que des anesthésistes d'une clinique d'endoscopie du Nevada ont utilisé des flacons de 50 ml à usage unique pour anesthésier plusieurs patients dans un but de l'économiser. Des contaminations de ces flacons du fait du mauvais usage d'asepsie ont entraîné une explosion du nombre d'hépatite C qui a conduit à tester plus de 40000 patients pour une potentielle contamination.

Autre exemple: en 2012, en raison d'une pénurie du médicament DI-HYDAN, un antiépileptique contenant de la phénytoïne base, l'ANSM a autorisé l'importation de Belgique de la DIPHANTOINE, contenant de la phénytoïne sodique. Mais ces deux produits ne sont pas équivalents: 92 mg de phénytoïne base équivaut à environ 100 mg de phénytoïne sodique. Ce remplacement a provoqué chez certains patients une aggravation de l'épilepsie ou une augmentation des crises qui a justifié parfois une hospitalisation.

Le remplacement de la POLARAMINE injectable (dexchlorphéniramine), un antihistaminique utilisé en prémédication avant une chimiothérapie ou une dialyse, par le PHENERGAN (prométhazine), s'est traduit par des effets indésirables neurologiques et cardiaques graves.

France, aux États-Unis et au Canada», *Can J Hosp Pharm.*, 2012 Jan-Feb; 65(1), p. 37–42.

Le cas de la cancérologie

C'est en cancérologie que les ruptures d'approvisionnement sont les plus fréquentes et les plus redoutées. Ces pénuries touchent essentiellement des produits injectables anciens et donc génériques. Ils sont indispensables car à la base de protocoles qui permettent de traiter ou de guérir de nombreuses tumeurs et de favoriser de longues rémissions. Les spécialistes reconnaissent que ces ruptures d'approvisionnement exposent les patients au risque de perte de chance. Il faut donc établir des stratégies de substitution.

Un exemple illustre bien la perte de chance des patients : la difficulté de se procurer de la méchloréthamine (CARYOLYSINE), un médicament très utile et très efficace employé contre la maladie de Hodgkin[10] et dans beaucoup de protocoles de chimiothérapie. Jusqu'en 2009, début de la rupture, plus de 170 enfants avaient été traités avec succès avec cette molécule. Devant l'impossibilité de se la procurer, les oncologues l'ont remplacée par le cyclophosphamide, elle aussi utilisée dans de nombreux protocoles. Or, une étude rétrospective publiée en 2012, a montré que les patients n'ayant pas pu bénéficier du protocole avec la méchloréthamine ont perdu des chances de guérison[11].

Les pénuries de médicaments ont donc un impact sur l'efficacité des traitements, mais aussi sur la tolérance des patients aux médicaments notamment lors des ruptures

---

10. La maladie de Hodgkin est une pathologie potentiellement mortelle, touchant les personnes jeunes. Le protocole intégrant la mechlorethamine conduit à des guérisons remarquables atteignant prés de 90 %.

11. M. L. Metzger, A. Billett, M. P. Link, « The impact of drug shortages on children with cancer – The example of mechlorethamine », *The New England Journal of Medicine*, 2012, 367 (26).

de médicaments anticancéreux. Par exemple, dans le traitement des cancers colorectaux, on administre de l'oxaliplatine tous les 28 jours et 6 cures au total (protocole FOLFOX 4). Mais si on le remplace par l'irinotécan lorsqu'il est en rupture, on observe une toxicité différente : le second entraîne des troubles digestifs (nausées, vomissements, diarrhées aiguës), et une alopécie (accélération de la chute des cheveux ou des poils) dans de nombreux cas, sans compter que ce phénomène peut être très mal ressenti par le patient et altérer sa qualité de vie. Ce risque de toxicité grave peut mettre en jeu le pronostic vital.

Autre exemple, le BCG intravésical subit depuis de nombreuses années des ruptures d'approvisionnement répétées. Pourtant ce médicament est indispensable dans les cancers de la vessie de stade 1 (4 000 cas par an en France), dont il constitue le traitement pharmacologique de référence (absence de récidive à deux ans de 35 %). Malheureusement la seule alternative aux instillations vésicales de BCG est le traitement chirurgical (cystectomie, ou ablation de la vessie), une opération très lourde pour le malade. Des patients qui pouvaient être pris en charge par le traitement précédemment disponible ont donc subi une récidive de leur cancer ou une ablation totale de la vessie.

Dernier exemple des conséquences néfastes des pénuries de médicaments sur les patients : la BELUSTINE, un médicament à base de lomustine utilisé dans certaines formes de cancer est indisponible depuis janvier 2019. Pour pallier cette pénurie, l'Agence française du médicament autorise l'importation d'Allemagne de CECENU. Or, la BELUSTINE est présentée en boîte d'1 plaquette de 5 gélules dosées à 40 mg à prendre en une fois toutes les 6 semaines et le CECENU en flacon de 20 gélules dosées à 40 mg. Bien que le fabricant précise que « chaque boîte contient 20 gélules », deux personnes sont mortes mi 2019 après avoir pris par erreur les 20 gélules de CECENU en une seule fois (soit 800 mg au lieu de 200 mg) : deux personnes âgées de 68 et 70 ans décédées par défaillance multiviscérale. À la suite de ces décès, l'ANSM a mis en ligne sur son site et adressé aux pharmaciens et aux prescripteurs un courrier leur recommandant de ne conditionner que l'équivalent de 5 gélules dans les flacons de CECENU et de mentionner le nombre de gélules à avaler par prise[12].

Le cas des maladies infectieuses

Les substitutions peuvent être dangereuses. Le domaine des maladies infectieuses est fortement impacté par les ruptures d'approvisionnement en médicaments essentiels. Aux États-Unis, on dénombrait entre 2001 et 2013, 148 médicaments antibactériens en pénurie[13]. Les substitutions par un traitement inadéquat ont conduit à des erreurs de prescription et des effets indésirables. Selon une enquête de l'Institute For SaFe Medication Practices menée en 2010, les cliniciens ont constaté des résultats cliniques défavorables en raison des pénuries dans 20 % des cas. Les dommages causés aux patients par les pénuries comprennent les surdosages, les effets indésirables, les contaminations croisées et les décès[14].

En France, la Société de pathologie infectieuse de langue française a rappelé que la rupture de l'EXTENCILLINE

12. ANSM, *Lettre d'information aux professionnels de santé*, 14 août 2019.

13. Académie nationale de pharmacie, « Indisponibilité des médicaments », 2018.

14. *Idem.*

(benzathine benzylpénicilline), un antibiotique d'une utilité incontestable dans le traitement de la syphilis, induit des risques pour les malades, en particulier chez les patients difficiles (migrants ou SDF) qui ont une vulnérabilité clinique. De même, les ruptures d'AMIKACINE, un antibiotique majeur dans les infections sévères, ont conduit à des stratégies de substitution moins efficaces chez des patients atteints d'infections graves dues à un germe particulier, le *pseudomonas aeruginosa*, qui n'est sensible qu'à cet antibiotique. Enfin, la rupture d'approvisionnement des antiviraux comme l'aciclovir dans le traitement de l'herpès peut avoir des conséquences gravissimes. La substitution par le ganciclovir conduit à de bons résultats, mais au prix d'une toxicité accrue (atteintes des globules blancs et des plaquettes).

Le cas des vaccins

Les vaccins connaissent aussi parfois un manque d'approvisionnement, sur des périodes particulièrement longues : 179 jours en moyenne, soit près de 6 mois, contre 40 jours pour l'ensemble des médicaments[15]. Ces indisponibilités de longue durée mettent en cause la stratégie vaccinale. Alors que les autorités sanitaires insistent sur l'importance de la vaccination et poussent à la rendre obligatoire, les pénuries de vaccins suscitent l'incompréhension des patients et sabordent des années de politique de santé publique. Cette pénurie est particulièrement grave

15. « Pénuries de médicaments et de vaccins : renforcer l'éthique de santé publique dans la chaîne du médicament », rapport d'information du Sénat, 24 nov. 2020.

pour les patients immunodéprimés (atteints de cancer ou HIV positif, etc.).

À propos du PNEUMOVAX, le vaccin contre le pneumocoque, la Haute Autorité de santé considérait en 2017, lors d'une pénurie que « la situation de pénurie [...] est inacceptable d'un point de vue de santé publique. En effet, cette pénurie fait suite à des choix stratégiques des laboratoires Sanofi Pasteur et MSD Vaccins (arrêt de commercialisation du vaccin Pneumo 23) et conduit à un déficit de la couverture des besoins de vaccination des populations concernées, à savoir les patients immunodéprimés ou ayant des comorbidités les exposant à un risque élevé d'infection à pneumocoque[16] ».

Précisons enfin que la pénurie de médicaments cardiovasculaires est devenue de plus en plus fréquente, ce qui représente un véritable problème de santé publique en raison du nombre très élevé de malades potentiellement concernés. Dans ce domaine, il n'y a pas ou peu d'alternatives, ce qui pose un défi majeur pour les cardiologues.

Une gestion complexe et chronophage

En dehors de l'impact sur les malades, la rupture d'approvisionnement impose d'importantes mesures de gestion dans l'ensemble du circuit du médicament. Les professionnels du secteur « alertent les pouvoirs publics sur la désorganisation des soins et par les contraintes liées aux

---

16. Note conjointe de la présidence de l'INCA et de la direction générale de l'ANSM adressée à la ministre des Solidarités et de la Santé le 29 janvier 2018, et formulant des « propositions visant la situation actuelle de multiplication des tensions d'approvisionnement en médicaments anticancéreux » (source : Haute Autorité de la Santé, décembre 2017).

contingentements successifs et à la substitution par des alternatives plus ou moins adaptées». Par ailleurs, ces différentes mesures de gestion sont chronophages et fortement consommatrices de ressources humaines et médicales. Selon un sondage effectué entre juin et septembre 2013 auprès des pharmaciens hospitaliers européens, le temps total consacré à la gestion des ruptures d'approvisionnement est estimé à 12,8 heures par semaine[17]. Et pour l'Assurance maladie, recourir à des traitements de substitutions est sans aucun doute beaucoup plus onéreux, mais aucun chiffre n'est publié.

Face à cette situation de plus en plus fréquente, les autorités sanitaires et en particulier l'Agence nationale de sécurité du médicament (ANSM) ne sont pas en capacité d'agir sur les causes de rupture. Celles-ci relèvent de la fabrication ou des stratégies industrielles et commerciales des entreprises pharmaceutiques, en amont de la répartition pharmaceutique. Sa compétence se limite à la mise en place de mesures visant à atténuer les effets de situations de pénurie déjà constituées.

En tant que médecin, je souffre également de cette pénurie de médicaments, car je ne peux pas traiter tous mes patients dans de bonnes conditions. La situation perdure depuis 20 ans, mais la crise du coronavirus a mis au grand jour notre dépendance sanitaire vis-à-vis de nombreux pays et ses conséquences (pas assez d'antibiotiques disponibles notamment). Ce phénomène n'est pas

17. Soit 2,2 heures en moyenne consacrées au suivi des ruptures, 4 heures à l'identification et à l'achat d'alternatives thérapeutiques, 2 heures aux modifications de stocks, 2 heures aux discussions avec les médecins, 1,6 heure au développement de protocoles adaptés et 1 heure à l'information du personnel soignant.

nouveau, mais il est temps de changer de stratégie. En tant que citoyen, je ne peux que déplorer cette situation de dépendance qui nous fragilise, et inciter nos gouvernants à agir rapidement et efficacement pour la sécurité de notre population.

CHAPITRE X

LES MÉDICAMENTS FALSIFIÉS OU LE MÉDICRIME

À côté des médicaments dangereux et potentiellement mortels délivrés en pharmacie et sous contrôle des autorités sanitaires, il existe aussi des médicaments contrefaits ou falsifiés qui eux aussi entraînent des effets indésirables qui peuvent s'avérer gravissimes.

Les médicaments falsifiés

Selon l'Organisation mondiale de la santé, un médicament falsifié est un médicament délibérément et frauduleusement étiqueté pour tromper sur son origine et/ou sa composition. Un médicament falsifié est donc un produit « travesti » prenant l'aspect du vrai médicament (même nom, même présentation) afin de tromper le consommateur. Il est difficile à identifier par le public et même par les professionnels. Dans la majorité des cas (près de 60 %) aucun principe actif n'est retrouvé dans ces produits. Dans certains cas, le, principe actif est surdosé. Ils peuvent être aussi sous-dosés et à l'origine d'échecs thérapeutiques dramatiques. Parfois, les médicaments falsifiés sont de vrais produits mais périmés, ou sans autorisation de mise sur le marché. Les excipients peuvent être modifiés avec des substances toxiques. Les médicaments falsifiés sont ceux employé pour les traitements contre la tuberculose ou le sida, les traitements chroniques du diabète et des troubles de la digestion, les antibiotiques et les antalgiques.

L'impact de ces faux médicaments sur la santé des populations est évident. La contrefaçon frappe avant tout les produits les plus communs et les plus rentables, et en premier lieu les antipaludéens. Une grande partie des traitements contre le paludisme vendus sur le continent africain sont faux ou de mauvaise qualité. Ils tuent des centaines d'enfants. De plus ils contribuent à la résistance aux produits qu'ils contiennent. La vente des médicaments sur les marchés africains est à l'origine d'une flambée de résistances aux antibiotiques, antirétroviraux et antipaludiques.

Un trafic très rentable

Chaque année, près d'un million de personnes dans le monde meurent d'avoir pris un médicament falsifié, surtout dans les pays les plus pauvres. Ce trafic est un fléau planétaire. Toutes les études montrent que son étendue, sa croissance et ses conséquences mortifères en font une entreprise hautement rentable pour les trafiquants. Dix fois plus rentable que celui de l'héroïne, ce trafic est aussi pratiquement sans risque car les moyens de répression contre la fabrication, la fourniture des médicaments et la falsification des documents sont peu contraignants.

Les saisies de médicaments falsifiés sont en progression constante (plus de 50 % de 2013 à 2014). Beaucoup de pays sont concernés : Afrique (70 % du marché et jusqu'à 80 % en Afrique centrale de l'Ouest) et en Asie du Sud-Est (30 %), pays de l'ex-URSS (10 %). Aux États-Unis, les autorités ont mis en place un système d'alerte permettant de recenser des cas relevés et de diffuser des informations sur les incidents engendrés. L'Union européenne est également touchée. Le trafic est favorisé par la libre circulation des médicaments, au même titre que celle des autres marchandises. Il est à l'origine d'un commerce parallèle lié aux différences de prix entre les États membres[1].

L'exemple du SUBUTEX, utilisé dans le traitement substitutif de la toxicomanie, est édifiant : la boîte de 7 comprimés est achetée 16,80 euros en pharmacie en France (et remboursée sur la base de fausses ordonnances) et revendue « 100 euros le cachet en Finlande et jusqu'à 400 euros en prison en France », indique Dominique Bousquet, de l'Office central de lutte contre les atteintes à environnement et à la santé publique (OCLAESP)[2].

Pour l'instant, la France est épargnée, du fait de sa chaîne pharmaceutique structurée et réglementée : les médicaments falsifiés ne concernent qu'1 % du marché[3] et aucun n'a été découvert à ce jour dans le circuit des pharmacies d'officine.

Les médicaments falsifiés sont principalement diffusés dans la rue et sur Internet, qui génère les trois quarts du

1. Leem, « Contrefaçon de médicaments, une atteinte à la santé publique », juin 2017.

2. « Le Subutex marseillais rapportait des millions aux Ukrainiens : un vaste trafic démantelé », *Le Parisien*, 29 mai 2019.

3. Leem, « Contrefaçon de médicaments... », *op. cit.*

trafic. « Nous sommes face à des criminels pour qui la vie et la santé des autres ne comptent pas, d'autant plus à l'aise dans leurs trafics mortifères qu'ils bénéficient d'une quasi-impunité face aux failles de nos moyens de prévention ou de riposte[4] » déclare le Pr Marc Gentilini, président de l'Organisation panafricaine de lutte pour la santé (OPALS) et membre de l'Académie nationale de médecine. En 2018, 116 pays ont participé à l'opération Pangea coordonnée par Interpol qui a conduit à la saisie de 500 tonnes de produits potentiellement dangereux pour un montant de 14 millions de dollars, à la suspension de 3 671 liens Internet et à près de 860 arrestations. Ces opérations montrent l'étendue des trafics à l'heure d'Internet, qui fournit aux criminels un point d'entrée vers les marchés les plus juteux. Mais pas de triomphalisme. « Les opérations "coups de poing" d'Interpol, depuis huit ans, dans les grands ports d'Afrique accueillant des cargos chargés de conteneurs frauduleux sont des manifestations spectaculaires, mais éphémères. Les descentes musclées contre les petits dealers de marchés ou de rues ne font que déplacer les points de vente » ajoute-t-il.

La vente par Internet constitue un danger important car ce commerce échappe aux circuits commerciaux classiques et dans ce contexte, le médicament devient une marchandise comme une autre. Les sites de vente ont proliféré ces dernières années. La Cour de justice de l'Union européenne ayant autorisé la vente sur Internet de médicaments non soumis à la prescription, plus de 300 sites légaux ont vu le jour en France. En Europe, près de la moitié des médicaments vendus sur Internet en dehors

4. Discours au Forum de Paris sur la paix, 11-13 novembre 2019.

de sites légaux seraient des faux[5]. Le risque majeur pour les acquéreurs est de ne pas pouvoir faire la différence entre les sites légaux et les sites sauvages. Ni les fournisseurs d'accès, ni les entreprises fournissant les moteurs de recherche n'exercent un contrôle sur ces activités.

Pour le consommateur, les motivations sont d'ordre économique : espérer obtenir un prix nettement inférieur à celui pratiqué par les officines mais surtout acquérir des médicaments illégaux comme les produits dopants, les anorexigènes, ou les hormones ou des médicaments des troubles de l'érection, en toute discrétion.

Quels moyens pour lutter contre le trafic ?

En octobre 2009, le président de la République Jacques Chirac lançait l'appel de Cotonou pour alerter l'opinion, les médecins, les pharmaciens, les industriels, les fonctionnaires contre ce fléau. « L'économie criminelle des faux médicaments me révolte, déclarait-il, parce qu'elle s'attaque aux pays les plus pauvres, et en leur sein, à des familles sans protection sociale et sans moyens ; parce qu'elle concerne les médicaments les plus indispensables à la santé individuelle et collective : ceux qui soignent le paludisme, la tuberculose, le sida ; parce qu'elle s'insinue partout, sur le marché des rues, comme sur Internet, et qu'elle grossit au point que ses revenus dépassent ceux du trafic de la drogue ; parce que les faux médicaments ne se contentent pas de tromper l'espérance des patients et qu'ils sont souvent des poisons qui tuent ou handicapent. Qu'on ne me dise pas qu'il ne s'agit pas d'un crime. » Dix ans après, le problème existe toujours. Ce trafic niché pour l'essentiel en Chine et en Inde est complexe et tenu

5. *Bulletin de l'OMS*, vol. 88, avril 2010.

par des sociétés offshore et impliquées dans la corruption des États de fausses sociétés d'import-export et de fausses pharmacies. Il est par conséquent impossible de connaître le parcours des médicaments. On trouve des faux presque partout, mais face à cette nouvelle criminalité, la coopération internationale est passée à la vitesse supérieure.

L'Union européenne a mis en place une convention Médicrime qui engage les États à la répression pénale des délits liés à la falsification des produits médicaux dans leur pays. À ce jour, plusieurs États ont signé cette convention à caractère universel : 12 pays européens (Allemagne, Arménie, Belgique, France, Hongrie, Portugal, Moldavie, Russie, Espagne, Suisse, Turquie, Ukraine) et d'autres comme Israël, le Maroc, le Pérou et l'Équateur, le Congo et la Côte d'Ivoire. Cette convention Médicrime établit les bases d'une coopération internationale en matière pénale et permet aussi la formation des professionnels de santé, policiers, douaniers, juges et procureurs et les campagnes de sensibilisation.

Par ailleurs, l'Institut de recherche anticontrefaçon de médicaments (IRACM) travaille actuellement avec sept pays africains (Bénin, Burkina Faso, Cameroun, Mali, Côte d'Ivoire, Tchad et République centrafricaine) afin de renforcer les législations locales de cinq pays dits « du Mékong » (Vietnam, Laos, Thaïlande, Cambodge et Birmanie).

Sur le continent africain, le haut commandement de la gendarmerie nationale et l'ambassadeur de France ont inauguré en décembre 2018 la première brigade de lutte contre les médicaments falsifiés en Guinée. Le pays ne dispose officiellement que de 460 pharmacies, mais en réalité on en recense plus de 1 100.

La coopération entre les pays africains aboutit à un plan en trois temps : informer les professionnels de santé et les communautés au sujet des risques tout en renforçant des activités de détection, appuyer la mise en place d'un arsenal législatif adapté, puis mettre en place une coordination nationale de la répression avec des personnels spécialement formés et qualifiés.

Toutes les instances impliquées (gouvernements, police, scientifiques, etc.) ont proposé des moyens de lutte, en particulier de faire ratifier par de nombreux pays la convention Médicrime du Conseil de l'Europe, de sécuriser le circuit pharmaceutique, de développer les laboratoires nationaux de contrôle et d'impliquer la pharmacovigilance, de renforcer la coordination entre agences sanitaires, police et douanes aux plans national, régional et international, de sensibiliser l'ensemble des professionnels de santé sur les conséquences dramatiques de ce trafic de médicaments falsifiés en imposant une formation initiale adapté à ce fléau, et surtout d'alerter l'opinion publique sur les risques inhérents à l'usage de ces médicaments et les inciter à s'approvisionner exclusivement dans les circuits officiels et contrôlés de la distribution des médicaments en écartant le recours à Internet.

Les médicaments détournés

« L'usage détourné des médicaments est l'utilisation d'un médicament psychoactif à des fins d'automédication, de divertissement ou d'amélioration des performances, sur prescription médicale ou non, et en dehors des directives médicales généralement acceptées. Il peut s'inscrire dans le cadre d'une polyconsommation de drogues[6]. »

6. Observatoire des drogues et des toxicomanies, Portail des bonnes pratiques.

Encore un sujet dont on parle peu et qui entraîne des décès. Dans le passé, il y a toujours eu des médicaments détournés de leur usage. L'exemple le plus spectaculaire est celui du MÉDIATOR, qui a été présenté comme antidiabétique et qui a été détourné de son indication pour en faire un « coupe-faim », provoquant des centaines de morts. Il a été prescrit pendant des années à plus de 5 millions de personnes. Le CYTOTEC par exemple, un antiulcéreux, était largement utilisé en gynécologie pour les avortements. De même la pilule DIANE 35 était utilisée contre l'acné. Elle a été retirée du marché en janvier 2013 après avoir été accusée d'être liée au décès de quatre patientes en 25 ans.

Il existe encore sur le marché des médicaments prescrits par des médecins qui sont détournés de leur indication. C'est le cas des médicaments contre la douleur : les opiacés, la codéine et le tramadol, des médicaments préconisés dans les troubles du sommeil ou l'anxiété comme le STILNOX (zolpidem) ou la RITALINE. Les antidouleurs, les psychostimulants, les hypnotiques et sédatifs et les tranquillisants sont les médicaments les plus détournés de leur usage. Ils sont détournés à des fins de divertissement, ou d'amélioration des performances.

Le nomadisme médical

Ces médicaments sont obtenus normalement par l'intermédiaire du médecin qui les prescrit sur une ordonnance. Puis le patient va les chercher chez son pharmacien. Le « nomadisme médical » ou le « *doctor shopping* » consiste à recourir à plusieurs prescripteurs sur une période de temps déterminée. On connaît des patients qui ont plus de cinq médecins prescripteurs. Cette pratique concerne aussi bien les personnes qui ont besoin de grandes quantités de médicaments pour leur propre consommation que ceux dont l'objectif est de les revendre officieusement ou de les échanger contre d'autres substances. Le trafic de ces médicaments est très lucratif.

Entre les falsifications d'ordonnance et les détournements des prescriptions médicales, le phénomène est considérable. Selon la Drug Enforcement Administration (DEA[7]), le détournement des médicaments génère aux États-Unis plus de 25 milliards de dollars chaque année. En France, les enquêtes sur la population générale n'abordent pas ou peu le mésusage ou les abus des médicaments. On se base sur les données de l'Assurance maladie. Les analyses montrent que quel que soit le produit, la proportion de sujets à l'origine de détournement de médicaments par multiplication des prescripteurs est faible, mais que la quantité obtenue par cette minorité peut atteindre des niveaux très élevés.

«Smart drugs» *ou dopage cérébral*

Aux États-Unis et en Angleterre, le «dopage cognitif ou cérébral» est un sujet de société; on parle de «*smart drugs*». Elles agissent sur le cerveau en le stimulant, en augmentant la production de neurotransmetteurs. Des médicaments comme la RITALINE, la MODAFINIL ou le BUPROPION sont capables d'améliorer certaines fonctions cérébrales (flexibilité, mémoire) et de stimuler l'intelligence.

7. Organe fédéral chargé du contrôle des stupéfiants et psychotropes aux États-Unis.

> - LES *SMART DRUGS*
> - LES ANTIASTHÉNIQUES ou ANTIFATIGUE: GURONSAN, le Red Bull,
> - La RITALINE: prescrit contre l'hyperactivité chez les enfants, améliore la concentration et stimule le système nerveux,
> - Le MODAFINIL: prescrit dans les cas d'hypersomnie (besoin excessif de sommeil), prolonge l'éveil et améliore l'attention. c'est la *smart drug* la plus consommée,
> - L'ARICEPT: prescrit dans les troubles de la maladie d'Alzheimer pour ralentir les déficiences de la mémoire.

Ces partisans de ces *smarts drugs* argumentent qu'on peut retarder les effets du vieillissement sur la peau en appliquant des crèmes ou en avalant des pilules, on peut améliorer ses défenses immunitaires en ingurgitant des quantités de plantes, alors pourquoi pas des gélules qui améliorent les fonctions cérébrales? Pourtant, ces produits sont dangereux, et produisent une dépendance psychique. Se doper aux *smart drugs* habitue le cerveau à recevoir des *boosters* pour augmenter ses capacités et à ne plus le faire lui-même. Beaucoup de consommateurs affirment avoir souffert de crises d'angoisses et d'irritabilité en cas d'arrêt de ces substances. Le détournement de médicaments psychotropes est un sujet de préoccupation majeure. Ils occasionnent des dommages potentiels: sur le plan physique, des symptômes de dépendances, sur le plan psychologique, des épisodes dépressifs ou anxieux, des *flash-back* et sur le plan social des tensions et des problèmes familiaux avec le sur-risque de consommer des drogues illicites[8].

8. Cl. Gérome, A. Cadet-Taïrou, M. Gandilhon, M. Milhet, M. Martinez, Th. Néfau, «Substances psychoactives, usagers et

La législation autour des *smart drugs* est ambiguë et ne permet pas d'encadrer les ventes. « Des détournements sont connus de longue date chez les médecins eux-mêmes, étudiants ou chirurgiens. La nouveauté, c'est l'accessibilité de ces produits et leur banalisation. Il est plus simple de les acheter sur Internet que de se procurer de la cocaïne au coin de la rue » déclare le Pr Raphaël Gaillard, professeur de psychiatrie à l'hôpital Sainte-Anne à Paris[9].

Le détournement des médicaments concerne aussi les jeunes. Toutes les enquêtes réalisées auprès des adolescents entre 12 et 17 ans établissent une corrélation entre l'âge et l'usage détourné de médicaments, et la probabilité de consommer des médicaments en dehors du cadre médical augmente avec l'âge de l'adolescent. De même, il existe une corrélation entre les usages détournés de médicaments psychotropes et les usages de drogues illicites, l'abus ou la dépendance à l'alcool et au tabac. De nombreuses enquêtes font apparaître que les jeunes dont les proches amis ont des conduites à risques telles qu'un usage de substances diverses ainsi que des comportements délinquants sont plus exposés au risque d'adopter ces mêmes comportements.

Les médicaments psychotropes sont détournés de leur usage médical dans un but festif : s'amuser entre amis ou faire des expériences sensorielles. Les médicaments stimulants, eux, sont détournés dans le but spécifique de réussir sa scolarité. Les jeunes concernés disent chercher à être

---

marchés : les tendances récentes (2017-2018) », Observatoire français des drogues et des toxicomanies, 28 décembre 2015.

9. « Des "smart drugs" pour doper nos capacités cérébrales », *Le Journal du dimanche*, 3 janvier 2015.

plus performants pour se concentrer, pour mieux mémoriser et pour rester éveillé tard pour étudier plus longtemps et faire face au stress des examens. Dans les périodes de forte pression scolaire, les stimulants aideraient à tenir, à ne pas être fatigué et à mieux mémoriser. Ils sont un moyen de supporter la quantité de travail et la pression liée aux exigences de réussite scolaire. Mais aussi, en annulant la fatigue, ils permettent de faire la fête plus longtemps et de boire plus d'alcool. L'usage détourné des médicaments stimulants a donc un double objectif : travailler plus longtemps et plus efficacement et faire la fête plus intensément.

Pour les jeunes et les étudiants, recourir à des médicaments en dehors d'une prescription médicale est perçu comme une pratique presque anodine et sans danger ; contrairement à la consommation de drogues dites dures (drogues de rue comme l'héroïne ou le crack). Cette perception repose sur le fait que, précisément, ces substances psychotropes sont des médicaments c'est-à-dire, aux yeux des adolescents, des produits dotés de garantie de sécurité. Ils sont préparés par des laboratoires pharmaceutiques, qu'ils ont subi de nombreux tests, que leurs effets indésirables sont écrits sur la notice, que ces substances sont prescrites par les médecins et délivrées en pharmacie. Ils offrent des gages de sérieux.

Par ailleurs, ces médicaments font partie de l'armoire à pharmacie de la maison. Ils sont présents dans l'environnement familial ou amical ; ils sont faciles à obtenir. Les jeunes ont le sentiment qu'ils n'encourent pas le risque de sanctions légales et qu'ils ne sont pas exposés à une désapprobation de la société. Il y a une sorte de banalisation de l'usage détourné de médicaments.

L'accès à ces médicaments est relativement facile : la prescription médicale, l'achat en pharmacie ou le vol des proches sont des sources d'approvisionnement. Mais il n'est pas rare que certains jeunes donnent une partie de leurs médicaments obtenus par prescriptions à leurs amis ou les revendent pour arrondir les fins de mois.

L'environnement familial peut aussi être impliqué dans l'usage détourné de médicaments, selon l'attitude des parents à l'égard de la consommation des psychotropes en général et en fonction de leur implication auprès de leurs enfants. Les lycéens sur lesquels les parents exercent peu de surveillance et de contraintes sont plus exposés au risque d'usage détourné de médicaments. De même, les jeunes dont les familles ou les amis ont une attitude tolérante à l'égard de l'usage de psychotropes en général sont plus susceptibles de faire un usage détourné de médicaments. À l'inverse, la famille peut avoir un rôle protecteur, à condition que le modèle familial accorde de l'importance aux liens affectifs, que les parents s'impliquent dans l'éducation de leurs enfants et qu'ils se montrent hostiles aux usages de substances psychotropes.

Pa ailleurs, les adolescents et les jeunes adultes qui disent éprouver un réel plaisir à faire des choses dangereuses sont potentiellement à risque s'agissant de l'usage détourné de médicaments. Une enquête nationale[10] sur l'usage de drogues et la santé sur 18678 adolescents a montré que ceux qui déclarent aimer prendre des risques s davantage exposés à l'usage de médicaments détournés que les adolescents du même âge qui déclarent ne pas prendre de plaisir dans les conduites à risques.

10. Académie nationale de médecine, « Consommation de drogues licites et illicites chez l'adolescent », 1er octobre 2019.

Enfin, il ressort que parmi les jeunes qui ont l'opportunité de consommer un médicament stimulant, ceux qui considèrent que les stimulants sont très peu dangereux sont plus de dix fois plus à risque d'en faire un usage détourné dans l'année que ceux qui estiment que ces médicaments sont dangereux pour la santé. On retrouve les mêmes résultats pour les antalgiques.

CHAPITRE XI

AUTOMÉDICATION ET EFFETS INDÉSIRABLES

Depuis de nombreuses années, l'automédication est devenue un fait de société, relayé par les médias et les pouvoirs publics. Elle représente plus de 10 % des ventes en pharmacie et connaît une croissance rapide. 80 % des patients pratiqueraient l'automédication[1].

Il n'existe pas de définition unique de l'automédication. Pour l'OMS, « l'automédication responsable consiste pour les individus à soigner leurs maladies grâce à des médicaments autorisés, accessibles sans ordonnance, sûrs et efficaces dans les conditions d'utilisation indiquées ». Pour l'Association médicale mondiale, l'automédication correspond à « l'emploi, par une personne, de sa propre initiative ou sur les conseils d'un professionnel de santé,

1. IPSOS, AFIPA, « Les Français, les médecins généralistes et l'automédication responsable », 2015.

de médicaments titulaires d'une autorisation de mise sur le marché, légalement délivrés sans prescription». Le Conseil de l'ordre des médecins, en février 2001 a quant à lui adopté la définition suivante: «L'automédication est l'utilisation, hors prescription médicale, par des personnes pour elles-mêmes ou pour leurs proches et de leur propre initiative, de médicaments considérés comme tels et ayant reçu l'AMM, avec la possibilité d'assistance de conseils de la part des pharmaciens.» Sylvie Fainzaing, anthropologue, auteure de plusieurs livres et articles sur le sujet, précise qu'«avec l'automédication, c'est le sujet qui donne une signification à son symptôme et qui lui apporte une réponse thérapeutique».

L'automédication est donc un comportement volontaire de gestion de sa santé qui consiste à prendre des médicaments sans avis médical. L'industrie pharmaceutique utilise l'expression «prescription médicale facultative», ce qui signifie que les médicaments librement accessibles en officine peuvent également être prescrits par le médecin traitant et donc faire l'objet d'un remboursement. Il n'y a pas de remboursement possible sans prescription médicale initiale.

L'automédication, un phénomène de société

50 à 70% des Français[2] ont déjà acheté au moins une fois des médicaments sans ordonnance. La grande majorité des patients-consommateurs ne s'adressent pas au médecin pour soigner des pathologies bénignes et la

2. *Idem.*

plupart réutilisent les médicaments dont ils disposent dans la boîte à pharmacie.

Les femmes ont davantage recours à l'automédication que les hommes. A contrario, les hommes ne pratiquant jamais l'automédication sont plus nombreux que les femmes. Environ 1/3 des patients ont pris des médicaments avant de venir en consultation. La grande majorité (plus de 70%) ont pris ces médicaments dans l'armoire à pharmacie, de leur propre initiative et 30% sur les conseils d'un professionnel de santé. Plus de 75% des patients estiment que la prise de médicaments leur apporte une amélioration. Selon une étude nationale Mediaprism datant de décembre 2015, parmi les patients pratiquant l'automédication, 72% pensent connaître le traitement approprié à leurs symptômes, 66% la pratiquent pour se soigner rapidement, 24% pour éviter de payer une consultation et 23% par manque de temps ou d'accessibilité au médecin traitant[3].

D'après Denis Raynaud, ayant étudié les déterminants de recours à l'automédication entre octobre 2002 et septembre 2003, le niveau de protection sociale n'a a priori pas d'impact sur le recours à l'automédication. Les cadres et les artisans auraient une plus forte probabilité de recours à l'automédication que les ouvriers. Les personnes ayant un niveau d'étude de bac +2 ou plus auraient un recours significativement plus fréquent à l'automédication. Les personnes ayant un faible niveau d'étude seraient

3. T. Laurenceau, « Les Français et l'automédication », *60 millions de consommateurs*, décembre 2015.

quant à elles les plus méfiantes quant aux médicaments d'automédication[4].

Les classes des médicaments concernés par l'automédication sont nombreuses : il s'agit d'abord des antalgiques, comme le paracétamol, l'aspirine et l'ibuprofène, utiles pour supprimer les maux de tête, les douleurs dentaires, les états grippaux ; puis viennent les antitussifs à base de codéine, utiles dans le traitement de la toux sèche ; les phlébotoniques, utilisés pour le traitement de la crise hémorroïdaire et l'insuffisance veineuse ; et enfin les antihistaminiques comme la prométhazine et autres phénothiazines utilisés contre les allergies.

2 % des effets indésirables sont liés à l'automédication

Depuis des années, les pouvoirs publics adoptent des mesures encourageant le recours à l'automédication et favorisent la responsabilisation et l'autonomie des individus. Les pharmaciens ont l'autorisation de mettre à disposition du public certains médicaments en « libre accès » ou en « accès direct ». Cette ouverture vers l'automédication a aussi pour objectif de diminuer les dépenses de santé de l'Assurance maladie. Cette politique en faveur de l'automédication est soutenue par l'industrie pharmaceutique, qui vise de nouveaux débouchés, et par les pharmaciens qui voient leur rôle de conseil revalorisé.

---

4. Dr Raynaud, « Les déterminants du recours à l'automédication », *Rev Fr Aff Soc*, mars 2008, 1, p. 81-94. Le Dr Raynaud est docteur en économie et chef de bureau des dépenses de santé et des relations avec l'Assurance maladie à la Direction de la recherche des études, de l'évaluation et des statistiques (DRESS).

Si l'automédication répond à une volonté politique, à une stratégie commerciale des entreprises du médicament et des pharmacies, elle ne doit pas se faire aux dépens de la sécurité des patients, car l'automédication peut être source d'effets indésirables. On dispose de peu d'études et de données sur la fréquence des effets indésirables liés à l'automédication, mais on estime, selon une étude prospective datée de 2013 et réalisée en 2010 auprès de 11 services d'urgences, que 2 % des effets indésirables sont liés à l'automédication. La même étude menée auprès de plus de 3 000 patients rapporte que « l'automédication pourrait entraîner une altération de l'état de santé de la personne chez environ 1 % de la population ayant déclaré avoir des comportements d'automédication[5] ». Si cela semble peu, cela reste toujours trop.

En février 2000, une étude a été réalisée par le département hospitalo-universitaire de pharmacologie de Bordeaux sur les effets secondaires de l'automédication[6]. Les médicaments les plus souvent en cause étaient les AINS et antalgiques (51 %), suivis des médicaments de la sphère ORL et respiratoire (13 %). Près de la moitié des effets indésirables étaient digestifs (46,2 %) suivis par les effets cutanés (20,5 %) et neurologiques (20,5 %). 36 % de

5. N. Asseray, F. Ballereau, B. Trombert-Pavio, J. Bouget, N. Foucher, B. Renaud, « Frequency and severity of adverse drug reactions due to self medication. A cross selectional multicentre survey in emergency departments », *drug Saf*, dec. 2013, 36 (12), p. 1159-1168.

6. Cette étude portait sur 47 services du CHU de Bordeaux étudiés pendant 4 mois auprès de 50 médecins généralistes et 28 pharmaciens d'officine pendant une semaine. 39 effets indésirables dus à un médicament pris en automédication ont été recueillis : 18 en médecine générale, 15 dans les CHU et 6 en pharmacie d'officine. Ces effets sont survenus chez 20 femmes et 19 hommes d'un âge moyen de 41,4 ans.

ces effets ont entraîné une hospitalisation ou mis en jeu le pronostic vital. Dans plus de la moitié des cas (56,4 %) le médicament en cause était un médicament disponible uniquement sur ordonnance. Ces effets indésirables ont entraîné 5,5 hospitalisations dues à une automédication pour 10 000 patients au CHU de Bordeaux ; en médecine générale, la fréquence est de 3 effets indésirables dus à l'automédication pour 1 000 malades.

Le risque d'interactions médicamenteuses existe aussi avec l'automédication : l'association d'AVK que l'on prend tous les jours et d'aspirine que l'on prend de façon occasionnelle pour des douleurs d'arthrose ou de la fièvre peut provoquer des hémorragies.

Pour les médecins, le recours à l'automédication peut entraîner un retard au diagnostic car la prise de médicaments peut masquer certains symptômes et fausser l'interprétation des résultats biologiques. Il entraîne aussi une augmentation de la consommation des soins et donc des dépenses de santé.

Une charte de l'automédication

Pour limiter les risques, le Pr Patrice Queneau, membre de l'Académie de médecine, propose une charte de l'automédication :

Recommandation aux patients

- Lire attentivement la notice.
- Ne pas dépasser la posologie recommandée.
- Ne s'automédiquer que pendant des courtes durées (une semaine au maximum).
- Éviter toute poly-automédication.
- Éviter toute automédication inappropriée chez les malades à risque (femme enceinte, nourrisson, personnes âgées, insuffisants rénaux, cardiaques, respiratoires et hépatiques), les malades allergiques.
- Il faut informer son médecin de la prise d'automédication.

Recommandations aux médecins

- Établir avec le patient une relation de confiance permettant au médecin de l'interroger sur une éventuelle automédication sans le culpabiliser.
- Expliquer clairement au patient les objectifs de son traitement mais aussi les risques, l'importance de la surveillance et de son observance.
- Établir avec le patient un «plan thérapeutique» bien compris auquel il adhère en malade responsable coopérant actif à ses objectifs.
- Expliquer au patient le bien-fondé des recommandations qui n'ont pour seul but que d'éviter des accidents, parfois graves.
- Contrôler (lorsque c'est possible) la pharmacie familiale, potentiellement source d'automédication par des produits inappropriés voire périmés et donc dangereux.

Recommandations aux pouvoirs publics et aux médias

- Développer en France un statut de l'automédication permettant à tous les malades de repérer, au sein des très nombreux médicaments disponibles sans ordonnance, ceux réellement adaptés à une automédication efficace, utile et aussi peu dangereuse que possible.
- Éduquer tous les citoyens sur le médicament, un produit « pas comme les autres ».
- Campagnes d'information et d'éducation pour la santé indépendante de la pression des lobbies.
- Éthique de l'information en matière de santé : rôle majeur des médias dans l'éducation au bon usage du médicament ; a contrario, effets délétères de scoops prématurés et d'informations inexactes voire tendancieuses ; caractère aléatoire des informations[7].

L'automédication a rendu le patient consommateur et a permis de faire des économies en réduisant le nombre de consultations et le remboursement des médicaments. La vente de médicaments non soumis à prescription médicale serait plus rémunératrice pour les distributeurs. Les pharmaciens sont mieux rémunérés pour la vente de produits non réglementés. La promotion de l'automédication est toujours d'actualité ; elle n'en reste pas moins dénuée de risques. L'intérêt du patient doit toujours primer.

7. P. Queneau, « L'automédication, source d'accidents ? Réflexions et recommandations pour des mesures préventives », *Médecine*, 1er mai 2008, 4 (5), p. 203-206.

CHAPITRE XII

COMPLÉMENTS ALIMENTAIRES, SOYONS VIGILANTS

Le marché mondial des médicaments à base de plantes est en pleine croissance (plus de 10 % par an). Cette tendance du « naturel » connaît un succès grandissant. En 2011, près de 45 % des Français disent avoir recours à la phytothérapie et 28 % lui donnent même la priorité devant la médecine classique. Les Français ont consommé en 2019 environ 150 millions de boîtes de compléments alimentaires, ce qui représente près de 2 milliards d'euros de chiffres d'affaires[1]. Avec les complémentaires alimentaires ou les plantes, les consommateurs cherchent à se réapproprier la santé en se tournant vers des produits qu'ils pensent naturels donc inoffensifs : prendre de l'aubépine ou de la passiflore pour lutter contre la nervosité, du thé vert pour brûler les graisses ou de la mélatonine pour

1. *Le Figaro*, 20 mars 2019.

trouver le sommeil… L'offre ne cesse de croître dans les pharmacies, les grandes surfaces et les sites de commerce en ligne. Cette banalisation et cet accès facile du produit laissent penser que ces produits sont sans danger. Ce n'est pas toujours le cas.

Si on estime à plus de 130000 le nombre d'hospitalisations par an[2] dues aux médicaments, on ne connaît pas le chiffre lié à la phytothérapie. Aucune étude n'a cherché à quantifier ce phénomène. On dispose de peu de sources d'information et aucune mention de la phytothérapie n'est faite dans un ouvrage de référence tel que le Vidal[3].

Il existe cependant un guide de phytothérapie informant le grand public sur les différents risques associés à l'utilisation de certaines plantes[4]. Je vous livre ici quelques exemples de plantes ou de compléments alimentaires les plus utilisés dans la vie courante.

Les plantes interagissent avec les anticoagulants

1 % des Français (plus de 600000 personnes[5]) reçoivent tous les jours un traitement anticoagulant par antivitamine K (AVK). Trois AVK existent sur le marché : SINTROM, COUMADINE et PREVISCAN. On les prescrit en cas

2. ANSM.

3. « Le Dictionnaire Vidal est un ouvrage médical français rassemblant des résumés des caractéristiques du produit de médicaments, et de certains compléments alimentaires aux études cliniques poussées des laboratoires pharmaceutiques. Le dictionnaire doit son nom à Louis Vidal » (source Wikipedia).

4. L. Aigueperse, *Plantes à l'officine : soyons phytovigilants*, thèse de pharmacologie de la faculté de Grenoble, 2014.

5. Données de l'Assurance maladie.

d'embolie pulmonaire, de thrombose veineuse profonde, de fibrillation auriculaire, avec des durées de traitement variables. Ces médicaments nécessitent un suivi rigoureux de leur activité. On la mesure par un dosage d'INR et par le TP. Un surdosage en AVK expose au risque d'hémorragie et un sous-dosage au risque de thrombose.

Il existe plusieurs facteurs de déséquilibre de l'INR : une mauvaise observance du traitement qui doit être pris à heure fixe, une maladie intercurrente comme une fièvre, une diarrhée, une déshydratation, l'association avec d'autres médicaments (les anti-inflammatoires, l'aspirine, les antibiotiques, l'amiodarone, les antidépresseurs, le tramadol). Des aliments peuvent aussi faire fluctuer l'AVK (l'huile de colza, les choux, le cresson, le persil, le fenouil, l'asperge, le poireau, etc.). Mais les plantes interagissent aussi avec les AVK. Ces interactions peuvent être observées avec des plantes sources de vitamine K ou susceptibles d'agir sur l'absorption, le métabolisme ou l'élimination des AVK.

Le ginkgo biloba et le millepertuis

Le ginkgo biloba associé à un anticoagulant augmente le risque hémorragique. Une vingtaine de cas d'hémorragies imputables à des extraits de ginkgo biloba ont été publiés[6] dont huit cas d'hémorragie cérébrale et un mortel et quatre cas d'hémorragie oculaire et plusieurs cas d'hémorragie postopératoire. Dans 30 % des cas, un anticoagulant ou un AINS était associé au ginkgo biloba.

Le millepertuis interagit aussi avec la COUMADINE, un anticoagulant. Entre janvier 1999 et décembre 2000,

6. L. Aigueperse, *Plantes a l'officine : soyons phytovigilants*, *op. cit.*

22 cas[7] d'interactions ont été recensés par les autorités sanitaires européennes. Toutes ces interactions ont donné lieu à une diminution de l'INR.

L'ail et le jus de cranberry

De même, l'ail est impliqué dans de nombreux cas de saignements, comme le jus de *cranberry*. Il a été observé des hémorragies graves avec augmentations de l'INR chez des patients sous AVK lors de l'ajout de jus de *cranberry* à leur alimentation. Une dizaine d'observations dont un décès ont été rapportées par l'agence britannique du médicament en octobre 2004. Depuis cette publication, cinq autres cas d'augmentation d'INR en présence de *cranberry* ont été recensés.

Le pamplemousse et la mangue

Le pamplemousse et la mangue augmentent le chiffre de l'INR. Une femme de 48 ans traitée par fluindione a été hospitalisée en réanimation à la suite d'un choc hémorragique. Elle présentait un INR à 11 (alors que la normale se situe entre 3 et 4). La patiente a consommé trois litres de jus de pamplemousse dans les 48 heures précédant l'hémorragie[8].

7. *Idem.*
8. *Vigifarm-Amiens*, janv. 2010.

Les plantes à visée laxative : les graines d'ispaghul

La constipation est un motif fréquent de consultation. Lorsque les mesures hygiéno-diététiques (boire beaucoup, alimentation riche en fibres et exercice physique) ne suffisent pas, on a recours à des laxatifs comme le macrogol (FORLAX), des laxatifs lubrifiants comme la paraffine (LANSOYL), des laxatifs stimulants comme le DULCOLAX ou des laxatifs locaux comme les suppositoires de glycérine. Il existe aussi des traitements à base de plantes à visée laxative, qui peuvent entraîner des effets indésirables et des interactions médicamenteuses.

Les graines d'ispaghul contenant des mucilages ont des propriétés laxatives, hypocholestérolémiantes et hypoglycémiantes. Les médicaments contenant de l'ispaghul sont les suivants : SPAGULAX, TRANSILANE, MUCIVITAL et ARKOGELULES MUCIVITAL ISPAGHUL.

Ils peuvent entraîner des réactions d'hypersensibilité (éruption cutanée, urticaire, bronchospasme), des occlusions intestinales si les graines sont avalées sans quantité d'eau suffisante. Elles peuvent aussi interagir sur d'autres médicaments comme le lithium, la digoxine, la carbamazépine, le fer, le zinc, la vitamine B12.

De plus, afin de réduire le risque d'obstruction gastro intestinale, l'ispaghul ne doit pas être associé à des substances qui réduisent la motricité intestinale comme le lopéramide (IMODIUM) et tous les dérivés opioïdes.

Enfin, l'association de l'ispaghul à l'insuline ou d'autres molécules antidiabétiques majore le risque d'hypoglycémie. En cas de diabète insulino-dépendant, la prise de graine d'ispaghul au cours du repas nécessite de diminuer la dose d'insuline administrée et de renforcer le contrôle glycémique.

La levure de riz rouge

La levure de riz rouge est obtenue par divers procédés, en particulier par l'extraction des produits de la fermentation par la levure *monascus purpureus*. Cette moisissure contient de la monacoline K, également appelée lovastatine, qui possède les mêmes caractéristiques chimiques et pharmacologiques des statines. C'est pourquoi la levure de riz rouge a une activité qui réduit le cholestérol. Des essais cliniques sur plus de 9 000 patients atteints de troubles lipidiques concluent à l'efficacité de la levure de riz rouge pour réduire les taux de cholestérol et de triglycérides dans le sang[9]. Par conséquent l'effet de la levure de riz rouge est comparé à un médicament hypocholestérolémiant (statines ou autres). L'Autorité européenne de sécurité des aliments a validé la mention « contribue au maintien d'une cholestérolémie normale » pour tous les compléments alimentaires à base de levure de riz rouge contenant 10 mg de monacoline K par jour.

9. A. Mraovic, *La levure de riz rouge dans la prévention du risque cardio-vasculaire – médicament ou complément alimentaire ?*, diplôme d'État de docteur en pharmacie, 25 oct. 2012, université de Lorraine.

Medicaments contenant de la levure de riz rouge

- ARKOGÉLULE LEVURE DE RIZ ROUGE: 2,5 mg de monacoline K par gélule.
- ARTERIN: 315 mg de levure de riz rouge dont 4,8 mg de monacoline K par comprimé.
- CORACOL: 313 mg de levure de riz rouge dont 5 mg de monacoline K par comprimé.
- GRANION LEVURE DE RIZ ROUGE: 375 mg de levure de riz rouge dont 1,5 mg de monacoline K par comprimé.
- SANTÉ VERTE LEVURE DE RIZ ROUGE: 600 mg de levure de riz rouge dont 2,4 mg de monacoline K par comprimé.

Cependant les effets indésirables de cette plante sont nombreux et similaires à ceux des statines. Depuis sa création en 2009, l'Agence nationale de sécurité sanitaire de l'alimentation, de l'environnement et du travail (ANSES) a récensé 25 cas d'effets indésirables liés à la consommation de complément alimentaires contenant de la levure de riz rouge et en particulier des cas d'atteintes musculaires avec des augmentations des tests hépatiques, en particulier les transaminases.

L'ANSES[10] révèle qu'un homme de 50 ans s'est plaint de faiblesse musculaire un mois après avoir commencé un traitement par levure de riz rouge. L'enzyme CPK a été mesurée et a été trois fois supérieure à la normale. Trois semaines après l'arrêt du complément alimentaire, les symptômes liés à l'atteinte musculaire (crampes) se sont normalisés. Huit mois plus tard, le patient a repris sa

10. ANSES, Avis de l'Agence nationale de sécurité sanitaire de l'alimentation, de l'environnement et du travail relatif aux risques liés à la présence de « levure de riz rouge » dans les compléments alimentaires, 2014.

préparation de levure de riz rouge et les symptômes ont réapparu.

De même une femme de 61 ans traitée par une statine (ZOCOR) a interrompu son traitement en raison de crampes musculaires et une augmentation du taux de CPK. Après la disparition des douleurs, elle a débuté un traitement par levure de riz rouge et deux mois plus tard, des effets secondaires similaires aux statines sont apparus.

On a décrit aussi des réactions allergiques de type éternuements, rhinite, conjonctivite, urticaire, prurit généralisé quelques minutes après avoir manipulé de la viande crue et des épices contenant de la levure de riz rouge pour la préparation de saucisses. Les tests cutanés ont été fortement positifs à la poudre de riz rouge. Un autre cas de réaction allergique a été décrit chez un homme de 36 ans après manipulation de levure de riz rouge utilisée comme colorant alimentaire notamment dans la préparation de viande hachée, de salami et de chorizo.

Par conséquent, la levure de riz rouge est contre-indiquée chez les patients présentant des atteintes hépatiques ou traités par des médicaments hypocholestérolémiants ou qui ont dû arrêter ces produits en raison des effets indésirables.

Le millepertuis

Le millepertuis est la plante la plus reconnue pour la prise en charge des dépressions légères et modérées. Les principaux constituants actifs de la plante sont l'hypericine, l'hyperforine, un dérivé du phloroglucinol, des tanins, des flavonoïdes et de l'huile essentielle. Dans toutes les études cliniques, le millepertuis s'est montré aussi efficace que les médicaments antidépresseurs comme la paroxétine, la fluoxétine ou le citalopram (avec 900 mg d'extrait de millepertuis par jour).

Médicaments contenant du millepertuis

- ARKOGÉLULES MILLEPERTUIS : 185 mg d'extrait sec de millepertuis par gélule.
- ÉLUSANES MILLEPERTUIS : 300 mg d'extrait de millepertuis par gélule.
- MILDAC : 300 ou 600 mg d'extrait de millepertuis par gélule.
- PROCALMIL : 250 mg d'extrait de millepertuis par comprimé.
- PROSOFT : 300 mg d'extrait de millepertuis par comprimé.

Le millepertuis peut présenter des effets indésirables : troubles gastro-intestinaux, fatigue, agitation, réactions allergiques cutanées. La revue de littérature rapporte 17 cas de troubles psychiatriques sous millepertuis. L'hypéricine contenue dans le millepertuis est par ailleurs décrite comme photosensibilisante[11].

Mais le plus important et le plus grave est que le millepertuis est la plante qui occasionne le plus d'interactions avec les médicaments conventionnels. En premier lieu avec les contraceptifs oraux, où il augmente le risque de grossesse et d'hémorragies.

Il est donc conseillé d'éviter le millepertuis chez les femmes sous contraceptifs oraux ou d'associer une contraception mécanique chez les patientes souhaitant poursuivre le millepertuis.

11. A. Boulin, « Le millepertuis : état des lieux et enquête sur sa délivrance officinale en région Haute-Normandie », thèse de sciences pharmaceutiques, université de Rouen, 2014.

Le millepertuis est contre-indiqué chez les patients atteints de VIH traités par trithérapie et ceux suivant un traitement anticancéreux, car il existe un risque d'échec thérapeutique.

Les malades hypertendus traités par des inhibiteurs calciques (ISOPTINE ou ADALATE) et qui prennent en même temps du millepertuis voient leur tension artérielle augmenter.

Il existe aussi des interactions avec des médicaments à marge thérapeutique étroite comme les AVK, la digoxine et les épileptiques. Le millepertuis réduit leur efficacité.

Enfin, des études cliniques montrent une augmentation des taux de cholestérol et des LDL cholestérol chez des patients traités depuis des années par atorvastatine ou simvastatine et ayant pris chaque jour durant un mois 600 mg de millepertuis[12].

Avec les psychotropes comme les antidépresseurs, les antimigraineux, l'association avec le millepertuis entraîne un risque accru de syndrome sérotoninergique, qui se manifeste par une agitation, une hyperthermie, des frissons, des tremblements, des diarrhées. Des cas ont été rapportés chez des personnes âgées traites par la sertraline (ZOLOFT) ou chez une femme de 28 ans traite par fluoxétine (PROZAC) et l'élétriptan (RELPAX).

Par conséquent, cette plante est contre-indiquée en association avec les antiépileptiques, les AVK, les contraceptifs oraux, elle est déconseillée en association avec les statines et des précautions d'emploi sont recommandées avec des antidépresseurs.

---

12. S. Soussi, *Les interactions entre les plantes médicinales et les médicaments. Des pathologies cardiovasculaires*, diplôme d'État de docteur en pharmacie, université Toulouse III, 2015.

Les plantes à visée sédative

Les compléments alimentaires pour mieux dormir figurent parmi les plus vendus, comme l'aubépine, la mélisse, la passiflore ou la valériane, qui peuvent être proposées dans le traitement des insomnies légères. Pourtant, qu'ils soient à base de plantes ou de mélatonine, leur prise n'est pas anodine. Ces plantes ne doivent pas être associées à des médicaments sédatifs comme les benzodiazépines, les antihistaminiques ou la codéine ou à de l'alcool, car elles risquent de potentialiser leur effet.

La passiflore est reconnue pour soulager les symptômes liés au stress et pour corriger les troubles du sommeil. Cependant elle peut accroitre les risques de somnolence occasionnés par les antidépresseurs, les somnifères, les antidouleurs dérivés de l'opium et des antiépileptiques. Elle est aussi suspectée d'augmenter l'effet des anticoagulants. De même la valériane a une action bienfaisante sur le sommeil et peut augmenter l'effet des autres plantes et médicaments sédatifs.

Très souvent, ces plantes sont associées à la mélatonine. Bien qu'elle soit vendue comme complément alimentaire, la mélatonine de synthèse n'a rien d'un aliment et même elle est considérée comme un médicament au-delà de 2 mg par sachet. Ce qui explique la profusion de compléments dosés entre 1,8 et 1,95 mg. Au niveau européen, deux allégations sont autorisées : « la mélatonine contribue à atténuer les effets du décalage horaire » et « la mélatonine contribue à réduire le temps d'endormissement ». Cette dernière n'est valable que pour un dosage de 1 mg de mélatonine.

L'utilisation de la mélatonine dans les compléments alimentaires varie selon les pays. Avec la Lituanie, la France fait partie des états les plus tolérants avec un dosage allant jusqu'à 1, 95 mg. Dans d'autres pays comme Chypre ou la Croatie, la mélatonine est limitée à 1 mg. En Belgique, on tombe à moins de 0,3 mg. Et dans d'autres pays (Danemark, République tchèque, Royaume-Uni ou Slovénie), elle est carrément interdite dans les compléments alimentaires.

Compléments alimentaires et arthrose

La glucosamine et la chondroïtine sulfate sont présentes naturellement dans les tissus cartilagineux afin d'assurer, entre autres, la structure et l'élasticité des cartilages, des tendons de la peau. En France, ces molécules sont commercialisées sous forme de médicaments ou de compléments alimentaires.

La glucosamine est présente comme principe actif dans cinq médicaments : DOLENIO, FLEXEA OSAFLEXAN, STRUCTOFLEX, VOLTAFLEX, indiqués pour « le soulagement des symptômes de l'arthrose légère et modérée du genou. La chondroïtine sulfate est présente comme seul principe actif dans deux médicaments : CHONDROSULF ou STRUCTUM, indiqués dans « le traitement symptomatique à effet différé de l'arthrose de la hanche ou du genou ». Il n'existe pas de médicaments associant ces deux principes actifs.

L'Agence française de sécurité sanitaire des aliments (AFSSA) a fixé en 2008 la dose maximale de glucosamine et de chondroïtine dans les compléments alimentaires à 500 mg par jour. La DGCCRF recommande quant à elle une dose journalière de 1 000 mg par jour pour la glucosamine et de 900 mg par jour pour la chondroïtine sulfate. Or, actuellement, tous les compléments alimentaires sur le marché contiennent des doses plus élevées. En 2017, la

DGCCRF a mené une enquête sur les compléments alimentaires à visée articulaire[13]. Un des objectifs était de vérifier la teneur en glucosamine et/ou en chondroïtine sulfate des compléments alimentaires. La majorité des produits présentaient des teneurs en principe actif inférieures à celles annoncées sur l'étiquetage.

À l'étranger, ces principes actifs ont des statuts réglementaires différents selon les États. En Suisse, les doses journalières maximales de glucosamine et de chondroïtine dans les compléments alimentaires sont fixées respectivement à 750 mg et 500 mg. Les produits doivent comporter l'avertissement suivant : « contre-indiqué pour les femmes enceintes et allaitantes, les enfants, les jeunes adultes et les individus prenant des médicaments anticoagulants ». En Espagne et en Italie, la dose quotidienne maximale autorisée dans les compléments alimentaires est de 500 mg par jour pour ces deux ingrédients. Dans les pays d'Amérique du Nord, la glucosamine et la chondroïtine sulfate sont uniquement disponibles comme compléments alimentaires sans dose maximale.

On déconseille de consommer des compléments alimentaires contenant de la glucosamine aux personnes présentant des allergies aux crustacés, de même aux personnes diabétiques ou prédiabétiques ou traitées avec des AVK (augmentation de l'effet anticoagulant et de la glycémie[14]).

---

13. DGCCRF, « Contrôle des compléments alimentaires à visée articulaire », 26 avril 2017. L'étude a réalisé 43 analyses et conclut que « 51 % des produits analysés ont été déclarés non conformes en raison d'une teneur réelle inferieure ou supérieure à la teneur annoncée et/ou du fait de teneurs supérieurs aux seuils pharmacologiques ».

14. ANSES, saisine n°2015-SA-OO69.

En conclusion, il serait faux de croire que tout ce qui est naturel est sans danger. Les interactions de certaines plantes avec des médicaments entraînent des effets secondaires parfois graves. Ensemble, patients, médecins, pharmaciens, nous devons ouvrir les yeux et rester vigilants. Cependant, ils peuvent être consommés en respectant les précautions d'emploi et ils peuvent être un bon moyen de relais et d'alternative temporaire aux médicaments.

CHAPITRE XIII

LES SOLUTIONS POUR RÉDUIRE L'IATROGÉNIE MÉDICAMENTEUSE

Dès 1806, le célèbre psychiatre Philippe Pinel écrivait : « Ce n'est pas un art de peu d'importance que de prescrire correctement des médicaments mais c'est un art d'une bien plus grande difficulté que de savoir quand les arrêter ou de ne pas les prescrire. »

Combattre l'iatrogénie médicamenteuse : un objectif

On a vu dans les chapitres précédents que l'usage des médicaments n'est pas sans risques. On a vu aussi que les Français consomment beaucoup de médicaments, surtout les personnes âgées, que la polypathologie entraîne la polymédication, et que cette polymédication entraîne des risques d'effets secondaires graves dont certains sont mortels du fait des interactions médicamenteuses.

Enjeux de santé publique et de société en raison du vieillissement de la population, facteurs d'hospitalisation excessive et parfois mortelle, sources de coût élevé pour la collectivité, la plupart des accidents médicamenteux peuvent être évités : on peut réduire le nombre de cas des effets indésirables dus aux médicaments. On estime que 30 à 50 % de ces incidents sont évitables[1]. Puisque ce problème concerne tout le monde, tous les acteurs peuvent agir pour réduire la mortalité induite par les médicaments.

L'iatrogénie médicamenteuse constitue un problème majeur de santé publique et la lutte contre ce fléau devient un enjeu capital. Depuis longtemps, les pouvoirs publics ont pris conscience de la gravité de la situation. La lutte contre l'iatrogénie médicamenteuse est définie comme un des objectifs de la loi relative à la politique de santé publique de 2004. Depuis 2015, elle figure parmi les axes identifiés par la loi de financement de la Sécurité sociale. Un rapport de l'IGAS de 2011 sur la pharmacie d'officine souligne le rôle du pharmacien dans le bon usage du médicament. L'Assurance maladie s'est engagée aussi dans la prévention du risque médicamenteux évitable en sensibilisant les assurés et en accompagnant les médecins.

Cette prise de conscience du risque médicamenteux est aussi comprise par la majorité des Français. La population est demandeuse d'informations sur les médicaments. Selon l'Observatoire sociétal du médicament[2], si les patients font

1. HAS, 2014.

2. É. Mercier et L. Barthelemy, « Observatoire sociétal du médicament 2016 », 6e vague d'étude menée sur le rapport des Français aux médicaments, Leem, sept. 2016.

confiance aux professionnels de santé pour les informer sur les médicaments, ils accordent également beaucoup de crédit aux lanceurs d'alerte (69 % des personnes interrogées indiquent leur faire confiance, + 24 % en un an). L'enquête montre une forte implication des personnes, qui non seulement s'informent mais croisent leurs sources. Ainsi, si les deux tiers des personnes interrogées estiment que leur médecin ou leur pharmacien leur donne suffisamment d'informations sur les médicaments prescrits, la même proportion va chercher des informations supplémentaires sur les effets indésirables ou les contre-indications. Internet est la source d'information privilégiée dans la moitié des cas.

Face à ce constat, il n'y a pas de fatalité. **Ce combat mérite d'être mené et il est possible de le gagner : il existe des solutions. L'une d'elles est d'encourager et de développer la décroissance médicamenteuse.**

Les solutions pour réduire les accidents médicamenteux

Plusieurs pistes sont possibles et elles peuvent s'additionner pour réduire les accidents médicamenteux.

Dérembourser

Il existe une solution efficace pour obtenir un ralentissement ou un arrêt de la prescription de médicament : le déremboursement, utilisé par les pouvoirs publics. Chaque arrêt du remboursement a entraîné presque automatiquement une diminution nette de la prescription et de la consommation. La mesure est très efficace et très rapide, à l'exemple des médicaments contre la maladie d'Alzheimer qui ont vu leurs ventes chuter brutalement avec l'arrêt de leur remboursement. Cette décision administrative a souvent comme support idéologique: faire des économies. Elle n'a pas toujours de raisons médicales objectives.

Cependant, ce type de mesure est perçu comme autoritaire et décrédibilise le médicament en question: aux yeux des patients, le médicament n'est pas efficace ou inutile s'il n'est plus remboursé. Mais alors pourquoi l'avoir autorisé? se demande-t-on. L'incompréhension s'installe et la population n'a plus la même confiance envers le corps médical et les laboratoires pharmaceutiques.

Informer et sensibiliser le public aux risques médicamenteux

Hormis l'arrêt du remboursement, d'autres mesures sont plus intéressantes et méritent d'être développées. La première est d'informer le public des risques des médicaments et de cette surconsommation. Les malades s'estiment peu informés sur les effets indésirables des médicaments. Selon un travail de l'université de Saint-Étienne « sur la perception des effets indésirables médicamenteux par les patients en bonne santé âgés de 18 à 40 ans », 50 % des personnes interrogées s'estiment « peu informées » sur les EIM, 40 % « suffisamment informés » et 10 %, « pas du tout informées[3] ».

Lors de la prescription d'un nouveau médicament, moins de 20 % des patients recherchent systématiquement

3. S. Martins, *Perception par les patients des effets indésirables médicamenteux*, thèse doctorat en médecine, université de Saint-Étienne, 2014.

des informations (les hommes ont tendance à s'informer auprès de leur entourage alors que les femmes cherchent plus souvent l'information sur la notice du médicament). L'information sur les EIM provient essentiellement des professionnels de santé, bien avant la notice du médicament, Internet, l'entourage et autres médias.

La Sécurité sociale avait mis en place une campagne contre l'excès d'utilisation des antibiotiques « les antibiotiques, c'est pas automatique ». Cette campagne a connu un succès et la consommation de ces produits a diminué. Nous pouvons faire de même en informant le grand public des effets indésirables des médicaments, des associations potentiellement dangereuses, de l'intérêt de surveiller le rein et le foie lorsque l'on prend de nombreux médicamenteux, surtout chez les personnes âgées.

Et en particulier, une campagne grand public de sensibilisation à l'usage excessif des psychotropes (et plus spécialement les tranquillisants et les somnifères), source de tant d'accidents. On pourrait insister et faire passer les messages suivants : un somnifère s'utilise ponctuellement ; il faut éviter que cela devienne une habitude et un rituel avant le coucher, pour éviter l'accoutumance. La posologie doit être respectée et il ne faut pas augmenter les doses (risque de dépendance). La consommation concomitante d'alcool et de tranquillisants doit être évitée (risque de somnolence). Enfin, pendant le traitement sous tranquillisants ou somnifère, la conduite automobile et l'utilisation de machine est déconseillée.

La sécurité sanitaire passe aussi par l'éducation de la population. La diffusion et la répétition de ces messages permettra de prendre conscience de la dangerosité de ces médicaments et par conséquent de diminuer leur consommation.

Former les professionnels de santé

Par ailleurs, une meilleure formation des professionnels de santé sur le risque iatrogénique est indispensable.

Comme le rappelle le Pr Jean-Louis Montastruc, membre de l'Académie de médecine, les principales maladies induites par les médicaments restent très peu enseignées dans les facultés de médecine ou de pharmacie et trop peu prises en compte dans les pratiques de soins hospitalières et libérales. Et pourtant, elles représentent la quatrième cause d'hospitalisation dans nos pays occidentaux, bien avant les infarctus du myocarde ! « À quand [...] un plan gouvernemental "effets indésirables et iatrogénie médicamenteuse" ?[4] » demande-t-il.

Une meilleure formation à la pharmacologie des effets secondaires des médicaments s'avère indispensable, durant les études et ensuite, par la formation continue. Durant nos études de médecine, nous avons suivi peu de cours de pharmacologie et de thérapeutique (six mois sur un cursus qui dure près de dix ans, 67 heures pour l'ensemble du cursus) : des classes entières de médicaments essentiels ne sont pas étudiées. Pendant l'exercice professionnel, la formation continue des médecins est assurée en grande majorité par les firmes pharmaceutiques, qui ont tendance à mettre en avant les effets bénéfiques des médicaments et à passer sous silence leurs effets indésirables.

Pour contrebalancer cette influence, les professionnels de santé (médecins et pharmaciens) doivent rechercher des informations auprès de sources indépendantes, plus critiques et davantage tournées vers les intérêts des patients. La revue *Prescrire* et l'association Formindep

4. P. Barriot, « Préface », dans *Médicaments et iatrogenèse*, Lavoisier Médecine, 2015.

contribuent à une meilleure formation des praticiens et éclairent le corps médical sur les dangers des médicaments.

Le tandem médecin-pharmacien

Il est également indispensable de développer des relations plus étroites entre médecins et pharmaciens. Le pharmacien est coresponsable de la prescription et donc coresponsable devant le risque d'effets indésirables. Le pharmacien connaît en général bien son client et sait si celui-ci s'automédique, des compléments alimentaires ou de la phytothérapie : c'est à lui aussi de se préoccuper des médicaments prescrits et consommés. Les échanges entre médecins et pharmaciens permettent en outre d'éviter des erreurs de dosages, de réduire les risques d'interactions et par conséquent le nombre d'accidents.

À ce sujet, la Société française de pharmacologie clinique et les autorités sanitaires préconisent **le développement d'un nouveau métier : le pharmacien-clinicien**. Cette idée mérite d'être approfondie, et personnellement, je la trouve pertinente.

En tant que spécialiste du médicament, le pharmacien est le véritable responsable « assurance qualité » du circuit du médicament, dans la mesure où c'est le professionnel qui possède la meilleure connaissance des médicaments. Son expertise clinique contribue à l'amélioration de l'utilisation des médicaments et du suivi des patients.

L'intégration des pharmaciens-cliniciens aux équipes de soins et sa participation à la prise en charge thérapeutique permettrait ainsi une réduction de l'iatrogénie médicamenteuse, des durées d'hospitalisation et de la mortalité liées aux médicaments, mais aussi des coûts de traitement.

Le pharmacien clinicien peut intervenir à différents niveaux de la prise en charge thérapeutique. Participant à la visite de service de médecins, il peut jouer un véritable rôle de « copilote » dans la mise en place et le suivi des thérapeutiques médicamenteuses, et les aider au moment de la prise de décision thérapeutique. Il peut analyser les ordonnances du point de vue pharmaceutique et vérifier les éventuelles contre-indications, gérer les interactions médicamenteuses, assurer les posologies en fonction de la physiopathologie du patient. Cette activité permet d'optimiser les thérapeutiques médicamenteuses et donc la réduction des accidents médicamenteux.

Dans les services de médecine, la participation du pharmacien clinicien a permis de réduire le nombre d'erreurs médicamenteuses de 78 %. De même, plusieurs études montrent que l'intégration d'un pharmacien clinicien au sein de l'équipe médicale permet de réduire la durée d'hospitalisation de 1,3 jour en moyenne. La participation d'un pharmacien clinicien à la visite médicale dans une unité de soins intensifs a permis de réduire le taux d'erreur médicamenteuse de 66 %. Enfin, sa présence dans les services de réanimation est associée à une réduction de la mortalité[5].

Les Américains et les Canadiens ont été les précurseurs dans ce domaine dans les années 1960, en instaurant l'« exercice de la pharmacie au lit du malade ». En France, le développement de la pharmacologie clinique date de 1984 avec l'instauration d'une 5e année hospitalo-universitaire dans le cursus des études de pharmacie. Mais pour autant, au cours des trente ans qui ont suivi, le développement de cette discipline n'a pas été aussi rapide que prévu. Cette généralisation est freinée par le manque de ressources et par la réticence de certains professionnels médicaux.

---

5. Association nationale des enseignants de pharmacie clinique (ANEPC), *Pharmacie clinique et thérapeutique*, Elsevier Masson, 2018 (5e éd.).

Depuis 2015, les autorités de santé ont mis en place des initiatives visant à favoriser le développement de ces activités. La Direction générale de l'offre de soins a lancé en 2016 puis en 2017 des appels à projets visant à financer le développement d'activités de pharmacien clinicien. La Société française de pharmacologie clinique cherche à développer cette activité.

La collaboration et le tandem médecin-pharmacien est primordiale pour réduire les effets indésirables, les erreurs médicamenteuses et la mortalité due aux médicaments. Leur association permet d'assurer une plus grande qualité des soins tout en diminuant les coûts. Dans l'objectif de lutte contre l'iatrogénie médicamenteuse, on ne peut qu'encourager le développement de cette nouvelle fonction.

Proposer et favoriser des alternatives aux médicaments

Pour parvenir à une décroissance médicamenteuse, un des moyens est de proposer et d'encourager les solutions et des alternatives aux médicaments. Bon nombre d'entre elles ont fait preuve de leur efficacité aussi bien en prévention que pour réduire la prise de médicaments.

Les bienfaits de l'activité physique

On commencera par les activités physiques. Bouger est indispensable, surtout pour les personnes atteintes de maladies chroniques (maladies cardiovasculaires, diabète de type 2, dépression et cancers, etc.). Il est reconnu que l'activité physique a des effets bénéfiques sur la santé, la condition physique et le maintien de l'autonomie à tous les âges de la vie. Une activité régulière permet de prévenir de nombreuses maladies chroniques.

L'activité physique est considérée comme une thérapeutique non médicamenteuse à part entière dans de nombreuses maladies : elle réduit les risques de maladies, y compris les cancers (sein, cancer colorectal, prostate), améliore le sommeil et les fonctions cognitives, diminue le risque de dépression, de prise de poids et de chutes, le risque de mortalité cardiovasculaire... bref l'activité physique améliore la qualité de vie physique et psychologique.

Il existe une relation entre l'activité physique et l'état de santé. Pour être en bonne condition physique, les adultes de 18 à 64 ans doivent pratiquer 150 minutes par semaine d'activités physiques d'intensité modérée ou au moins 75 minutes d'activité d'endurance d'intensité soutenue. Pour profiter de ses effets bénéfiques sur la santé, le plus important est de pratiquer une activité physique régulière et poursuivie tout au long de la vie.

La marche est l'activité physique la plus commune et la plus facile : elle ne nécessite pas d'équipements particuliers en dehors d'une bonne paire de chaussures (et de bâtons de taille adaptée en cas de marche nordique) ; elle est réalisable à tous les âges de la vie avec des risques limités.

On recommande souvent de « faire 10 000 pas par jour », soit 7,5 km, mais il semble qu'un nombre de pas inférieur a déjà des impacts positifs. Il vaut mieux augmenter son nombre de pas progressivement, de 1 000 à 3 000 pas par jour, soit de 750 m à 2,25 km. Chaque pas supplémentaire est bénéfique pour la santé. L'essentiel est de poursuivre l'activité physique le plus longtemps possible.

Le vélo est aussi une alternative. D'autres activités sportives peuvent être pratiquées en fonction des goûts de chacun ; l'essentiel étant de ne pas forcer, de ne pas dépasser ses limites et d'entretenir son corps le plus longtemps possible. Si par exemple vous aimez le tennis, il est préférable de le pratiquer en double à partir de 40 ans. L'activité physique doit être un moment de plaisir et non un moment de souffrance et de dépassement de soi inadaptés.

Se détendre

Dans les techniques de relaxation comme la sophrologie, créée au début des années 1960, ou le yoga, des exercices de respiration ont pour objectif de prendre conscience de son corps et de ses sensations. Elles sont fort utiles en cas de troubles du sommeil.

Partir en cure

Les cures thermales sont aussi une bonne alternative aux médicaments. Il en existe partout en France et en Europe, chacune avec ses spécificités : troubles du sommeil, maladies rhumatismales ou digestives… Nous disposons en France de plus de 90 stations, fréquentées par plus de 550 000 curistes par an. 12 orientations thérapeutiques sont reconnues : rhumatologie, phlébologie, affections urinaires et maladies métaboliques, troubles respiratoires, maladies cardioartérielles, affections digestives et maladies métaboliques, affections neurologiques, affections psychiatriques et psychosomatiques, dermatologies et gynécologie, troubles du développement chez l'enfant, affections des muqueuses de la bouche et de la langue. Toutes les disciplines médicales y sont représentées.

Bains bouillants d'eau chaude, massages, douches au jet, applications de boue, toutes ces techniques apportent des bienfaits et un bien-être incontestables. Reconnues et remboursées par la Sécurité sociale, les cures thermales sont une médecine utile.

Depuis 2010, le thermalisme ou la médecine thermale est impliquée dans l'éducation thérapeutique du patient, un des objectifs de la politique nationale de santé développée dans le cadre de la Loi hôpital, patients, santé et territoires du 21 juillet 2009. La durée de la cure (18 jours) et la présence d'une équipe pluridisciplinaire permettent une meilleure compréhension de la maladie, de sa prise en charge et surtout du traitement. Les cures thermales permettent de réduire la consommation de médicaments. Dans le domaine des rhumatismes et des douleurs qu'ils provoquent, les soins en station thermale permettent de retrouver une meilleure mobilité, de réduire les douleurs et par conséquent la prise de médicaments (antalgiques ou anti-inflammatoires).

Les bienfaits de la cure thermale ont été démontrés pour les personnes consommant beaucoup de tranquillisants ou de somnifères. Il existe des cures pour le traitement des troubles anxieux, accueillant en général des curistes qui prenaient des tranquillisants et des somnifères depuis plusieurs années. La cure associe des soins d'hydrothérapie, des exercices de relaxation et des techniques comportementales. Quatre centres de cures ont fait l'objet d'une étude de l'Association française pour la recherche thermale (Afreth) publiée fin 2016, qui a montré que 43 % des curistes ont cessé toute consommation de benzodiazépine dans les 3 à 6 mois suivant la cure ; les autres l'ont réduite d'au moins 50 %.

Recourir aux stations thermales est un bon moyen de réduire la consommation de médicaments, surtout pour personnes atteintes de maladies chroniques. De plus, renouveler ces cures tous les ans a un effet cumulatif et prolonge ses effets bénéfiques.

Les médecines alternatives

Enfin, l'homéopathie, la phytothérapie, l'ostéopathie, l'acupuncture sont aussi des alternatives intéressantes pour soulager des symptômes et décrocher des médicaments. La médecine n'est pas seulement une science, c'est aussi un art de guérir. Plus un médecin aura de solutions thérapeutiques, plus le combat contre la maladie peut être gagné. L'homéopathie n'est pas un effet placebo ! Les millions de Français qui y ont recours sont-ils tous sous influence ? C'est une alternative utile et le déremboursement est une erreur[6].

La déprescription médicamenteuse

À côté de ces mesures structurelles, le médecin traitant peut apporter contribuer à favoriser la décroissance médicamenteuse et combattre l'iatrogénie en consultant sans prescrire de médicaments ou en en prescrivant moins.

Sortir de l'équation : consultation = prescription.

Il est avéré que certaines prescriptions sont inappropriées et que des conseils ont le même poids symbolique qu'une ordonnance. Une non-prescription peut être envisagée dans les pathologies bénignes quand un

6. Je vous invite à consulter mon ouvrage *Enfin guérir, lorsque la médecine classique ne suffit pas*, qui dresse tous les bienfaits de ces médecines complémentaires qui sont une alternative aux médicaments et qui permettent une décroissance médicamenteuse.

médicament n'apporterait rien de plus au processus de guérison. Pour les médecins, il s'agit d'éduquer les patients et de « démédicaliser » certains problèmes. Elle peut aussi être perçue comme rassurante par rapport au risque de dépendance et d'iatrogénie. A contrario, pour le patient, la non-prescription peut être gênante car il a l'impression d'avoir consulté pour rien, que c'est une perte de temps pour lui comme pour le médecin ou que son problème n'est pas résolu. Cependant, la non-prescription favorise l'autonomie du patient, qui se réapproprie la gestion de ses symptômes.

Selon une étude IPSOS[7] sur le rapport des Français et des Européens à l'ordonnance et aux médicaments, la consultation sans prescription représente 9,8 % des consultations en France contre 56,8 % aux Pays-Bas et 27,7 % en Allemagne. Quand on sait que 40 % des spécialités médicamenteuses sont inefficaces, il est primordial de se pencher sur la question. Pourtant, huit patients sur dix n'attendent pas de prescription en fin de consultation. Ces chiffres, comparables à ceux des autres pays d'Europe de l'Ouest, évoquent une discordance entre médecins et patients quant aux consultations sans prescription médicamenteuse[8].

Une étude réalisée par le département de médecine générale de l'université Lille 2, publiée en 2015[9], s'est intéressée au ressenti des patients et des médecins à propos de la consultation sans prescription médicamenteuse. Le ressenti des malades passe par plusieurs impressions :

---

7. IPSOS pour l'Assurance maladie, « Le rapport des Français et des Européens à l'ordonnance et aux médicaments », 2005.
8. *Idem.*
9. « Exercer », *Revue francophone de médecine générale*, vol. 26, n° 117.

certains ont une vision positive de la non-prescription («Si l'on vient et qu'il n'y a pas de médicaments, c'est que cela n'est pas grave»). Quelques patients se sentent «gênés d'avoir dérangé le médecin, d'y être allés pour rien». D'autres, au contraire, ont une vision négative de la non-prescription: «Si j'y vais et que je n'ai rien, c'est qu'il y a un problème», «Il faut toujours attendre et y retourner». D'autres attendent systématiquement une prescription: «Si on considère qu'il n'y a pas besoin de médicaments, on ne va pas chez le médecin.» D'autres encore s'étonnent de l'attitude «commerciale» du médecin: «À la fin de la consultation quand mon médecin me dit: "Est-ce que vous avez besoin de quelque chose?", ça pousse à demander quelque chose.» Enfin, les médicaments «de confort» font débat parmi les patients: «Je comprends qu'il me prescrit des médicaments de confort, je lui dis que ce n'est pas la peine.»

Pour certaines personnes âgées, l'habitude du traitement a pris le pas sur leur utilité: «C'est rassurant de prendre toujours les mêmes médicaments.» Elles sont partagées autour de la notion de médicament: pour les uns, il faut un traitement «miraculeux», «de cheval» qui permet d'être vite rétabli; pour les autres, les médicaments ne sont «pas la réponse à tout» et «pas systématiquement la meilleure solution».

Le médecin est vu de différentes façons selon les malades: «un psychologue», quelqu'un «capable de donner un avis général sur leur vie», «un technicien prescripteur de médicaments». Et la plupart ajoutent: «L'échange, l'écoute, la confiance fait que l'on peut partir de chez son médecin sans médicament.»

Pour sortir de l'équation consultation = prescription médicamenteuse, les patients proposent des alternatives:

homéopathie, phytothérapie. Dans l'enquête, les patients critiquent le manque de prévention : « On ne va chez le médecin que lorsqu'on est malade. On n'a pas une approche préventive. On n'y va pas tous les six mois comme chez le dentiste. » Ils évoquent le rôle des médias avec l'exemple de la campagne d'information autour des antibiotiques : « Il faut éduquer les gens (et le médecin) à la prise ou non de médicament. » Le déremboursement de médicaments par la Sécurité sociale est une possibilité : « On hésiterait peut-être plus s'il fallait engager des dépenses. »

Quant aux médecins, leur ressenti sur leurs expériences de consultations sans prescription médicamenteuse est partagé entre valorisation et inefficacité. Certains praticiens ont remarqué que les personnes âgées, les bénéficiaires de la CMU et les personnes défavorisées sont les plus demandeurs de médicaments. En pédiatrie, les médecins sont partagés : « C'est vrai qu'en pédiatrie, ça arrive plus souvent de ne pas prescrire » et « au contraire, c'est plus compliqué, les parents sont souvent stressés, ils veulent que ça aille mieux et vite ».

Certains médecins trouvent la consultation sans prescription de médicaments valorisante : « On ressent même une satisfaction quand on voit quelqu'un ressortir sans ordonnance. » D'autres au contraire ont une impression d'inefficacité : « Les patients viennent chercher quelque chose et ils ont l'impression de ne pas avoir consulté s'il n'y a pas eu de prescription », ou « J'ai beau expliquer, les gens sont persuadés que sans ça ils vont mourir. » Un des médecins profite de ces consultations sans prescription médicamenteuse pour « faire de la prévention : dates du dernier frottis, du dernier vaccin, pour qu'ils repartent avec quelque chose, mais pas spécialement un médicament ». Un autre médecin précise : « Pour certaines personnes, il faut absolument un médicament pour être guéri. » À ce titre, il est jugé difficile de ne pas renouveler un traitement chronique : « Parfois, on renouvelle des hypnotiques, je les encourage à baisser leur traitement, mais c'est difficile de ne pas renouveler. »

Parfois les médecins ressentent une pression de prescription par les patients : « On a l'impression qu'il reste en face et qu'il nous dit : "On n'a pas fini !" Donc c'est qu'il manque quelque chose. » L'exemple le plus cité est celui des antibiotiques : « On a toujours par exemple une grosse pression de prescription d'antibiotiques en pédiatrie. »

La pression peut être en rapport avec le nombre de malades, surtout en période d'hiver : « Quand il a trop de monde, le médecin se sent obligé de prescrire. » La pression économique intervient aussi dans la décision de prescription : « Quand vous avez des charges à payer et que c'est plus facile en prescrivant des médicaments de faire plus de consultations. »

Selon les médecins, les patients acceptent et adhèrent aux conseils globaux : « J'essaie de passer du temps pour la perte de poids, l'alimentation, le sport : les gens sont en demande » ; « Sur les conseils hygiéno-diététiques, ils adhèrent, ils écoutent. » Mais d'autres se sentent découragés par l'inefficacité des conseils : « On a une impression d'inutilité de nos efforts. »

Enfin, pour les praticiens, pour sortir de l'équation « consultation = prescription médicamenteuse », le déremboursement des médicaments aide à la non-prescription : « Le déremboursement a permis de réduire la liste des médicaments sur les ordonnances » ; « Ils viennent peu pour un rhume, ils viennent directement chez le pharmacien avec les médicaments déremboursés. »

Les médias et Internet ont un rôle primordial selon les médecins : « S'il y avait des campagnes du type : « "Votre médecin n'est pas un mauvais médecin s'il ne vous prescrit pas de médicament", ce jour-là, ça pourrait être quelque chose de positif. » La communication et les explications aux patients devraient être améliorées : « Peut-être dans nos études, nous apprendre à savoir qu'une consultation ne se termine pas par une ordonnance, qu'on peut traiter par des conseils, une prévention ».

En conclusion, même si le ressenti des médecins et des malades ne sont pas identiques, ils concordent sur un point : **la consultation sans prescription médicamenteuse est possible, à condition de privilégier le relationnel et la communication**. La prescription n'est pas ressentie comme prioritaire pour les patients alors qu'elle l'est pour les médecins. L'attente réelle des patients semble plus ambiguë : plusieurs malades disent ne pas aller chez le médecin « pour rien » et la reconnaissance du statut de malade passe par la prescription de médicaments.

Le manque de temps est selon la plupart des médecins un facteur de surprescription. Ils perçoivent les attentes des patients : poser un diagnostic, écouter, expliquer, réassurer, prévenir... Toutes ces actions exigent du temps et une attention soutenue, mais l'organisation actuelle du système de soins laisse peu de place aux explications et à la prévention. La consultation sans prescription médicamenteuse est envisageable pour tous tant qu'elle participe d'une bonne relation entre le médecin et son patient.

Bien qu'elle soit rare en pratique, beaucoup de médecins et de patients semblent d'accord avec le principe de consultation sans prescription médicamenteuse ; des messages de santé publique, des brochures, des campagnes d'information sur le modèle de celle au sujet des antibiotiques pourraient favoriser ce type de comportement.

Déprescrire ?

Le déprescription médicamenteuse est un acte médical qui consiste à proposer à un malade d'arrêter un ou plusieurs médicaments qu'il prend de façon régulière. Cette initiative permet de réduire les accidents iatrogéniques mais surtout de se poser la question de l'utilité de ces médicaments. À côté du rapport bénéfice/risque, qui doit être évalué, on doit réfléchir avec le patient au rapport bénéfice/utilité : lorsque le médicament apporte des effets positifs et que le patient ressent un bien-être, alors il peut être considéré comme utile.

Il existe des freins à la déprescription du côté des médecins, dont l'automatisme de la prescription et la force de l'habitude : on renouvelle facilement une ordonnance sans prendre le temps de réviser la prescription. La déprescription est chronophage, elle exige du temps : temps de révision de l'ordonnance, puis temps nécessaire pour obtenir l'adhésion du malade. Mais surtout, **la déprescription est beaucoup plus responsabilisante que la prescription**. Elle demande du courage de la part du prescripteur. Les médecins sont inquiets des suites et craignent les effets rebonds ou que les symptômes réapparaissent, l'angoisse ultime étant le décès du patient. Il arrive en effet qu'à l'arrêt d'un traitement on voit apparaître un phénomène de rebond, c'est à dire une exacerbation des signes, en particulier chez les malades prenant des benzodiazépines ou des hypnotiques avec des signes d'irritabilité ou de d'anxiété. On observe les mêmes symptômes avec l'arrêt des antidépresseurs.

La déprescription exige une collaboration avec le patient. Il est important de connaître tous les médicaments prescrits par les différents médecins, d'analyser les risques de redondance ou d'interactions, d'évaluer l'adhésion du malade à sa prescription, d'identifier les traitements pouvant être arrêtés, ou remplacés ou d'en réduire la posologie. Il faut lui expliquer pourquoi on arrête tel médicament, pourquoi tel produit n'est pas nécessairement utile compte tenu de son âge et des priorités, pourquoi telle substance peut être nuisible à long terme. La déprescription doit être comprise comme un acte positif dans son intérêt. L'ordonnance n'est plus un acte autoritaire prescrit par un sachant mais un moyen de dialogue et de coopération afin d'établir une relation de confiance et d'éducation de qualité. Dans ce cadre, il n'y a pas de relation de dominant/dominé mais un contrat d'égal à égal. Le patient devient un partenaire informé et participatif et éduqué à sa thérapeutique.

L'art de déprescrire doit également être enseigné dans les facultés. Une relation plus étroite et une collaboration plus serrée entre le médecin et le pharmacien doivent faciliter la prévention des accidents médicaux en évitant les interactions et les prises injustifiées ou inappropriées de médicaments. Les académies de médecine et de pharmacie ont aussi un rôle important à jouer pour rédiger des recommandations et une charte de la déprescription.

Quels médicaments déprescrire ?

Alors, quels médicaments déprescrire ? Sur ce sujet, il n'existe pas de position générale : chaque cas doit être étudié en tenant compte de l'âge, du contexte, de l'état clinique propre à chaque malade. Une évaluation personnalisée du rapport bénéfice/risque et du rapport bénéfice/utilité est nécessaire.

Les premiers médicaments concernés sont ceux qui comportent des risques fréquents et graves: les anticoagulants (risque d'hémorragie digestives ou cérébrales responsables d'hospitalisations, de coma et de décès), les psychotropes et les diurétiques (risque de chutes et de fractures), les psychotropes et les neuroleptiques (troubles du comportement et syndrome confusionnel).

Viennent ensuite les médicaments à risques majorés en cas d'insuffisance rénale ou hépatique: les AINS et certains médicaments contre le diabète, les diurétiques (parfois responsables de déshydratation, avec un risque majoré en cas de forte chaleur), les associations potentiellement dangereuses (aspirine + AVK ou diurétiques et somnifères). Si le malade est atteint d'insuffisance respiratoire, les anxiolytiques et les antalgiques opiacés sont à éviter.

Et pour finir, tous les médicaments inappropriés en fonction du malade, de son contexte: chez les personnes âgées, on évitera les psychotropes et les neuroleptiques à demi-vie longue, ce qui signifie que les médicaments sont éliminés lentement et resteront longtemps dans l'organisme, ce qui accentue les effets secondaires.

La déprescription est une autre façon de penser. Elle oblige à réfléchir à nos pratiques. Le renouvellement automatique d'une ordonnance ou « le traitement à vie » n'a pas lieu d'être. Toute prescription mérite une réévaluation régulière car l'état du malade change avec l'âge et que la pharmacopée évolue avec les progrès scientifiques. Dès lors, on doit se poser la question de la « bonne durée » d'un traitement. S'il est admis qu'il faille poursuivre un traitement antihypertenseur, antidiabétique ou antiépileptique pendant de très longues années, voire à vie, cette question n'est pas anodine pour les anti-inflammatoires, les tranquillisants, les anticoagulants ou les traitements hormonaux de la ménopause. Doit-on donner des anticoagulants (AVK ou AOD) pendant une très longue durée ? Doit-on prescrire des statines à vie ? Mesure-t-on les risques face à leur utilité ?

Déprescrire un médicament inutile ou inapproprié est un acte de « salubrité médicale ». La diminution raisonnée de médicaments réduit de façon significative les effets ou les accidents indésirables sans réduire la qualité de vie. L'acte de déprescrire permet aussi de faire des économies et de réduire considérablement les surcoûts en matière de médicaments et d'hospitalisation. Par conséquent, la déprescription devient un enjeu médical et économique majeur pour notre pays.

Polypathologie : faut-il tout traiter ?

Là encore, cette question mérite d'être posée, car on l'a vu, la présence simultanée de plusieurs maladies entraîne automatiquement la prescription de plusieurs médicaments, ce qui accroît le risque d'effets indésirables. Par ailleurs, a-t-on le même objectif thérapeutique à 80 ans qu'à 50 ? À partir d'un certain âge, on peut considérer que le rôle du médecin est d'assurer le bien-être du patient, qu'il puisse vivre ses dernières années de vie dans le confort compatible avec ses pathologies. Et on doit se poser la question de l'utilité de prescrire tel ou tel médicament si le bénéfice attendu est mince ou tardif.

Chez les patients polypathologiques, l'approche orientée vers le patient me semble la plus rationnelle : on doit d'abord définir les objectifs thérapeutiques et établir un ordre de priorité en fonction des critères de gravité des affections et de l'implication du patient. Pour prendre une bonne décision thérapeutique, on tient compte de plusieurs facteurs. D'abord les faits : les essais cliniques aboutissent à l'élaboration de recommandations concernant la pratique. Ensuite, des arguments déductifs, par un raisonnement physiopathologique et pharmacologique. Enfin, la variable patient : on tient compte de ses préférences et de ses intolérances. En dernier lieu, le médecin, riche de son expérience, fait la synthèse de toutes les données.

Cependant, s'il est vrai que les médicaments possèdent un potentiel de bénéfices non négligeable, leur potentiel de nuisances l'est tout autant. On estime qu'un patient prenant 7 médicaments présentant chacun un risque d'effets indésirables de 5 % court un risque global d'effet indésirable de 30 à 35 %. De plus le risque d'interactions médicamenteuses graves devient supérieur à 80 % lorsque plus de 7 médicaments sont administrés simultanément. Par ailleurs, l'ajout de médicaments supplémentaires augmente le risque de confusion et d'erreurs dans la prise. Il peut aussi aggraver le problème de l'adhésion au traitement pour des médicaments essentiels. D'où la question : faut-il bien traiter un problème majeur ou mal traiter plusieurs problèmes d'importance inégale ?

Il m'est arrivé de voir au cours de ma carrière des patients pris en charge en soins palliatifs pour un cancer à un stade avancé qui continuaient à prendre de la statine contre leur hypercholestérolémie ! On connaît aussi des patients octogénaires qui continuent à prendre des statines ou des anticoagulants par habitude sans que cela soit justifié. Leur ordonnance a été renouvelée de façon systématique sans regard critique.

La question que le médecin doit continuellement se poser est de savoir si ce qui est prescrit contre la maladie est aussi bon pour le malade. Le bon usage du médicament doit tenir compte de la personnalité de chaque malade et des preuves scientifiques. La médecine est un art qui se pratique à partir des données de la science. Le médecin doit faire preuve aussi de bon sens et d'humanisme. **« L'essentiel est de prescrire juste et non de juste prescrire**[10] » écrit le Pr Montastruc.

Voilà quelques pistes de réflexions et quelques recommandations qui vont toutes dans le même sens : réduire la consommation médicamenteuse et les accidents médicamenteux graves ou mortels.

---

10. Collectif, « "Prescrire juste, plutôt que juste prescrire". La mise en place d'une plateforme d'enseignement universitaire continu à la juste prescription est nécessaire », tribune, *Le Monde*, 29 avril 2013.

CONCLUSION

LA SÉCURITÉ SANITAIRE EST UN NOUVEAU DÉFI DU XXIE SIÈCLE

La gestion des risques et la sécurité des patients, la protection sanitaire des citoyens sont devenues aujourd'hui des priorités, à juste titre. Le combat contre l'iatrogénie médicamenteuse mérite d'être mené. C'est un enjeu de santé publique et de société, et d'autant plus dans le contexte du vieillissement de la population, source de coût élevé pour la collectivité.

Tous les acteurs sont concernés. Le patient doit prendre conscience des risques liés aux médicaments pour être clairvoyant et critique face à la prescription. Il doit s'informer sur les effets indésirables et les interactions médicamenteuses. Il doit s'assurer de la bonne compréhension de l'ordonnance et surtout veiller à limiter l'automédication.

Le médecin doit veiller à réévaluer le rapport bénéfice/risque de chaque prescription régulièrement, à limiter le nombre de médicaments et à envisager les possibilités d'interactions médicamenteuses favorisant les effets indésirables, et de surveiller la fonction hépatique et rénale. Il doit aussi réévaluer les traitements régulièrement, surtout chez les personnes âgées vivant seules ou en institution.

Le pharmacien, dont le rôle est essentiel car il délivre les médicaments et connaît les associations médicamenteuses, doit amorcer un dialogue avec le patient sur les risques des médicaments et aussi entretenir de bonnes relations avec le médecin traitant pour la bonne exécution de l'ordonnance.

Les professionnels de santé, en première ligne, doivent se sentir responsables de cette surconsommation médicale et de cette polymédication source d'accidents médicamenteux parfois mortels. La formation continue et la collaboration médecin/pharmacien sont essentielles pour cette prise de conscience.

L'industrie pharmaceutique qui met au point des molécules et qui les commercialisent doit veiller à davantage de responsabilités et considérer que le médicament n'est pas « une marchandise comme une autre » et que sa promotion ou la recherche du profit ne doit pas se faite au détriment de la santé.

Enfin, les pouvoirs publics peuvent aussi agir sur l'information et la sensibilisation aux questions d'effets indésirables des médicaments.

Des soins plus sûrs, des traitements plus appropriés, c'est la volonté de chacun et la priorité de toux ceux qui accompagnent les malades. Cet objectif est réalisable. Je préconise et je plaide pour une décroissance médicamenteuse. Elle est possible et même indispensable. Nous avons réussi à réduire les accidents de la route, les émissions de gaz à effet de serre, nous sommes capables de réduire cette surconsommation médicamenteuse, source de tant d'accidents et de morts. Il n'y a pas de fatalité. Les solutions existent. Les économies engendrées par la baisse de la consommation de médicaments et par la réduction du nombre d'hospitalisations pourraient être utilisés à former davantage de personnels soignants, de mieux les rémunérer, de construire des structures hospitalières et de les équiper.

Nous pouvons agir sur la sécurité sanitaire. Chacun, individuellement, peut agir pour lutter contre le fléau de l'iatrogénie médicamenteuse, devenu un enjeu de santé publique. C'est tous ensemble, en associant nos moyens, que nous vaincrons cette épidémie. Alors, mobilisons-nous !

- Patients, soyez plus vigilants sur les prescriptions. Dialoguez avec le médecin ou le pharmacien. Vous êtes les premiers concernés car c'est vous qui consommez des médicaments.
- Professionnels de santé, améliorons nos pratiques par une meilleure connaissance de la pharmacologie, des risques des associations médicamenteuses et une meilleure collaboration médecin/pharmacien. Cette relation doit être renforcée pour la sécurité des patients.
- Universitaires et membres des sociétés savantes, organismes de formation, développez et encouragez la déprescription, acte de sobriété médicale et de salubrité publique.
- Pouvoirs publics, informez mieux le grand public sur la dangerosité des médicaments et leurs risques, de façon à améliorer leur bon usage.

Toutes ses mesures permettront une meilleure qualité de soin, une plus grande sécurité des patients et un système de santé plus sûr. Ce débat sur la sécurité sanitaire est légitime et doit aujourd'hui occuper l'espace public.

BIBLIOGRAPHIE

Antoine Béguin, Jean-Christophe Brisard, Irène Frachon, *Effets secondaires le scandale français*, First, 2016.

Clotilde Cadu, *Effets indésirables victimes des médicaments*, Hugo documents, 2016.

Jean-Claude Rodet, Alina Moyon, *Les interactions médicamenteuses guide d'information*, Édition du Dauphin, 2015.

Patrick Barriot, *Le guide : médicaments et iatrogenèse*, Médecine Sciences Publications, 2015.

Sylvie Fainzaing, *L'automédication ou les mirages de l'autonomie*, PUF, 2012.

Association nationale des enseignants de pharmacie clinique (ANEPC), *Pharmacie clinique et thérapeutique*, Elsevier Masson, 2018 (5e éd.).

Christophe Fernandez, Thierry Pons, Dominique Prédali, Pr Soubeyrand, *On tue les vieux*, Fayard, 2006.

Christie Ravenne, *Gagatorium quatre ans dans un mouroir doré*, Fayard, 2013.

Numéro hors-série de *60 millions de consommateurs* sur les compléments alimentaires, n° 1305, novembre 2019.

Revue *Prescrire*.

Thèses

Élodie Bourrat, *Perception des effets indésirables médicamenteux par les patients en bonne santé, âgés de 18 à 40 ans*, université de Saint-Étienne, 2018.

Chloé Le Cossec, *La polymédication au regard de différents indicateurs de sa mesure*, thèse de doctorat en pharmacie, 2015.

Fanny Loir, *Le médicament objet de consommation ou outil de soin : de l'analyse des attentes des patients aux enjeux de la prescription*, thèse de doctorat en médecine, Université de Picardie Jules Verne, 2015.

Edwige Poutot, *La déprescription : quelle réalité en médecine générale*, thèse de doctorat en médecine, faculté de médecine de l'Université Aix-Marseille, 2015.

Christine Vicat-Pignorel, *Automédication et effets indésirables : étude transversale descriptive auprès de 666 personnes consultant dans le quart Nord-Ouest de l'île de la Réunion entre septembre 2013 et mai 2014*, thèse de doctorat en médecine, Université Victor Segalen Bordeaux II, 2014.

Victorine Daniau, *Combien de patients s'automédiquent avant de consulter leur médecin de famille sur le secteur du grand Avignon ?*, thèse de doctorat en médecine, faculté de médecine de l'Université Aix-Marseille, 2018.

GLOSSAIRE

ALD : Affection de longue durée ; toutes les maladies qui nécessitent un traitement long et coûteux. La sécurité sociale compte trente maladies ALD qui ouvrent droit à la prise en charge à 100 % des soins liés à cette pathologie, comme par exemple le diabète, les cancers, les maladies psychiatriques, les insuffisances rénales, etc.

ANGOR : angine de poitrine ; douleur thoracique en étau qui traduit une atteinte des artères du cœur. Étymologiquement, vient du latin *ango* qui a donné angoisse, angine.

CLEARANCE : terme anglais qui signifie la capacité d'un organe à se débarrasser d'un liquide biologique comme le sang. On utilise ce terme pour évoquer la clearance de la créatinine qui traduit la qualité de la filtration rénale et la capacité à éliminer les toxines. En médecine, c'est un paramètre pour apprécier les fonctions de filtration rénale, en particulier pour mesurer l'insuffisance rénale.

COMORBIDITÉ : association ou le cumul d'au moins deux maladies chroniques, comme le diabète et l'HTA ou la bronchite chronique et l'obésité.

HÉPATITE : inflammation du foie.

IATROGÉNIE : conséquence négative provoquée par un acte médical.

IATROGÉNIE MÉDICAMENTEUSE : effet secondaire survenant à la suite d'une prescription médicale.

ICTÈRE : terme médical de la jaunisse, c'est à dire la coloration jaunâtre de la peau et du fond d'œil, traduisant une atteinte du foie.

INR : *International Normalized Ratio*, un marqueur permettant d'évaluer et de surveiller les facteurs de la coagulation sanguine, utilisé chez les patients sous anticoagulants : il doit se situer entre 2 et 3.

INTERACTION MÉDICAMENTEUSE : une modification d'un effet d'un médicament lorsqu'il est associé à un autre médicament. L'action combinée de plusieurs médicaments peut entraîner une baisse (effet antagoniste) ou une augmentation (effet synergique) de l'activité d'un médicament.

MÉDICAMENTS DE CONFORT : terme inadapté et impropre pour désigner des substances ayant un service médical rendu faible. Ce sont des médicaments jugés peu efficaces. Ils sont le plus souvent non remboursés. Cependant ils peuvent être utiles pour soulager des symptômes.

MÉTABOLISATEUR : chaque individu a son propre rythme d'absorption, de diffusion et d'élimination d'un médicament. Il existe des métabolisateurs « lents », qui absorbent et éliminent lentement, et des métabolisateurs « rapides », qui absorbent, diffusent et éliminent très vite.

MULTIMORBIDITÉ : association ou cumul de plusieurs maladies chroniques chez la même personne.

PHARMACOCINÉTIQUE : analyse de la vitesse des étapes d'absorption, de diffusion et d'élimination d'un médicament.

PHARMACOVIGILANCE : activité consistant à surveiller les médicaments et à évaluer leurs effets secondaires. Il existe des dizaines de centres régionaux de pharmacovigilance en France qui ont pour fonction de recueillir, de signaler et de prévenir les risques des effets indésirables des médicaments.

POLYPATHOLOGIE : être porteur de plusieurs maladies.

SURMÉDICALISATION : médicalisation excessive ou abusive d'un phénomène social ou d'un acte médical.

SYNDROME DE LYELL ou DE STEVENS-JOHNSON : affection cutanée grave (et rare) d'hypersensibilité à type d'éruption et une desquamation de la peau provoquée par certains médicaments (antibiotiques de type sulfamides, les anti-épileptiques, les anti-inflammatoires, l'allopurinol, etc.). Dans le syndrome de Stevens-Johnson, l'atteinte occupe moins de 10 % du corps et pour le syndrome de Lyell plus de 30 % du corps.

ANNEXE

GUIDE DES MEDICAMENTS LES PLUS UTILISÉS

Médicaments pour l'hypertension artérielle (HTA)

Il existe plusieurs classes thérapeutiques. On distingue les bêtabloquants, les IEC, les sartans, et les inhibiteurs calciques.

Les bêtabloquants

DCI	NOM COMMERCIAL
Acébutolol	SECTRAL comprimés à 200 et 400 mg SECTRAL solution buvable, flacon de 125 mg à 40 mg/ml
Aténolol	TÉNORMINE comprimés à 50 et 100 mg et génériques TÉNORMINE solution buvable, flacon de 200 ml à mg (ATU)

Bétaxolol	KERLONE comprimés à 20 mg et génériques
Bisoprolol	DÉTENSIEL comprimés à 10 mg et génériques
Céliprolol	CÉLECTOL comprimés à 200 mg et génériques
Labétalol	TRANDATE comprimé à 200 mg TRANDATE ampoules de 20 ml à 5 mg/ml
Métoprolol	LOPRESSOR comprimés à 100 mg et génériques (50 mg) LOPRESSOR comprimés à 200 mg SÉLOKEN comprimés à 100 mg et génériques (50 mg) SÉLOKEN LP comprimés à 200 mg
Nadolol	CORGARD comprimés à 80 mg
Nébivolol	NÉBILOX, TEMERIT comprimés à 5 mg et génériques
Pindolol	VISKEN comprimés à 5 mg
Propanolol	PROPANOLOL comprimés à 40 mg PROPANOLOL LP gélules à 80 et 160 mg PROPANOLOL solution buvable à 5 mg/5ml et 10 mg/5ml (ATU) ARTEX comprimés à 5 mg
Tertanolol	TIMACOR comprimés à 10 mg

Les IEC (Inhibiteurs de l'enzyme de conversion)

DCI	NOM COMMERCIAL
Bénazépril	BIEM comprimés à 10 mg et génériques CIBACÈNE comprimés à 5 mg et 10 mg et génériques
Captopril	LOPRIL comprimés à 25 mg, 50 mg et génériques (+ 12,5 mg) CAPTÉA comprimés à 25 mg

Énalapril	RENITEC comprimés à 5 et 20 mg et génériques
Fosinopril	Génériques, comprimés à 10 et 20 mg
Lisinopril	ZESTRIL comprimés à 10 et 20 mg et génériques
Périndopril arginine	COVERSYL comprimés à 10 mg et génériques
Périndopril tert-butylamine	ODRIK gélules à 0,5 mg, 2 et 4 mg et génériques
Quinapril	ACUITEL comprimés à 5 mg et 20 mg et génériques
Ramipril	TRIATEC comprimés 1,25, 2,5 et 10 mg et génériques
Trandolapril	ODRIK gélules à 0,5 mg, 2 et 4 mg et génériques TARKA LP comprimés à 2 mg
Zofénopril	ZOFÉNIL TEOULA comprimés à 7,5, 15, 30 et 6 mg et génériques 30 mg

Certains IEC sont associés à un diurétique (hydrochlorothiazide) pour augmenter leur efficacité, ou avec des inhibiteurs calciques (AMLODIPINE).

Les sartans

DCI	NOM COMMERCIAL
Candésartan	ATACAND, KENZEN comprimés 4, 8, 16 et 32 mg et génériques
Eprosartan	TÉVETEN comprimés à 300 mg
Ibrésartan	APROVEL comprimés à 75, 150 et 300 mg et génériques
Losartan	COZAAR comprimés à 50 et 100 mg et génériques

Olmésartan	ALTEIS, OLMETEC comprimés à 10, 20 et 40 mg
Telmisartan	MICARDIS, PRITOR comprimés à 20, 40 et 80 mg et génériques
Valsartan	TAREG, NISIS comprimés à 40, 80 et 160 mg et génériques TAREG solution buvable 160 ml à 3 mg/ml

Là encore, les sartans peuvent être associés avec un diurétique.

Les sartans associés à un diurétique

DCI	NOM COMMERCIAL
Candesartan + Hydrochlorothiazide (HCT)	HYTACAND, COKENZEN comprimés à 8 mg HYTACAND, COKENZEN comprimés à 16 mg
Eprosartan +HCT	TÉVETEN comprimés à 300 mg
Irbésartan +HCT	COAPROVEL comprimés à 150 mg COAPROVEL comprimés à 300 mg
Losartan +HCT	FORTZAAR comprimés à 100 mg HYZAAR comprimés à 50 mg
Olmésartan +HCT	ALTEISDUO, COOLMETEC comprimés à 20 mg ALTEISDUO, COOLMETEC comprimés à 40 mg
Telmisartan +HCT	MICARDISPLUS, PRITORPLUS comprimés à 40 mg MICARDISPLUS, PRITORPLUS comprimés à 80 mg
Valsartan +HCT	COTAREG, NISISCO comprimés à 80 mg COTAREG, NISISCO comprimés à 160 mg

Les inhibiteurs calciques

DCI	NOM COMMERCIAL
Amlodipine	AMLOR gélules à 5 et 10 mg et génériques
Félodipine	FLODIL LP comprimés à 5 mg et génériques
Nifédipine	ADALATE LP comprimés à 20 mg et génériques CHRONODALATE LP comprimés à 30 mg et génériques
Diltiazem	MONO-TILDIEM LP gélules à 200 et 300 mg et génériques TILDIEM comprimés à 60 mg et génériques
Vérapamil	ISOPTINE gélules à 120 mg ISOPTINE LP comprimés à 240 mg et génériques

Les statines, médicaments utilisés pour réduire le cholestérol

DCI	NOM COMMERCIAL
Atorvastatine	TAHOR comprimés 10, 20, 40 et 80 mg
Fluvastatine	LESCOL gélules 20 et 40 mg, comprimés LP 80 mg
Pravastatine	VASTEN, ELISOR comprimés 10, 20 et 40 mg
Rosuvastatine	CRESTOR comprimés 5, 10 et 20 mg
Simvastatine	ZOCOR comprimés 5, 20 et 40 mg
Ezétimibe	EZETROL comprimés 10 mg
Séquestrant d'acides biliaires	
Colestyramine	QUESTRAN poudre à 4 mg

En association	
Ezétimibe + simvastatine	INEGY comprimés 10 mg/20 mg et 10 mg /40 mg
Ezétimibe + atorvastatine	LIPTRUZEL comprimés 10/10 mg, 10 mg/20 mg
Oméga-3	
Acides oméga-3	OMACOR, YSOMEGA capsules 1 g (dont 500 mg EPA/DHA) et 1 g (dont 600 mg EPA/DHA)

Les psychotropes

On distingue plusieurs classes thérapeutiques : les benzodiazépines (les tranquillisants), les somnifères, les antidépresseurs.

Les benzodiazépines

DCI	NOM COMMERCIAL
Les benzodiazépines	
Alprazolam	XANAX comprimés sécables 0,25 et 0,5 mg
Bromazépam	LÉXOMIL comprimés quadri sécables 6 mg
Clobazam	URBANYL gélules 5 mg, comprimés 10 et 20 mg
Clorazépate	TRANXÈNE gélules 5,10 et 20 mg
Clotiazépam	VÉRATRAN comprimés 5 mg, comprimés sécables 10 mg
Diazepam	VALIUM et génériques comprimés 2, 5 et 10 mg, gouttes 1 %
Loflazépate	VICTAN comprimés sécables 2 mg
Lorazépam	TEMESTA comprimés sécables 1 et 2,5 mg

Nordazépam	NORDAZ comprimés sécables 7,5 mg, comprimés quadri sécables 50 mg
Oxazépam	SERESTA comprimés 10 mg, comprimés quadri sécables 40 mg
Prazépam	LYSANXIA comprimés 10 mg, comprimés sécables 40 mg, gouttes 15 ml
Benzodiazépine possédant une AMM dans le traitement de l'insomnie	
Estaropam	NUCTALON comprimés non sécables 2 mg
Loprazolam	HAVLANE comprimés sécables 1 et 2 mg
Nitrazépam	MOGADON comprimés sécables 5 mg
Apparentés aux benzodiazépines et utilisés comme hypnotiques	
Zolpidem	STILNOX comprimés sécables 10 mg
Zopiclone	IMOVANE comprimés sécables 7,5 mg, comprimés non sécables à 3,75 mg

Les antidépresseurs

DCI	NOM COMMERCIAL
Citalopram	SEROPRAM comprimés sécables, solution injectable 20 et 40 mg
Escitalopram	SEROPLEX comprimés 5,10 et 20 mg
Fluoxétine	PROZAC comprimés dispersibles 20 mg, gélules 20 mg
Paroxétine	DÉROXAT, DIVARIUS comprimés sécables 20 mg
Sertraline	ZOLOFT gélules 25 et 50 mg
Milnacipran	IXEL gélules 25 et 50g

Venlafaxine	EFFEXOR comprimés 25 et 50 mg et comprimés LP 37,5 mg
Duloxétine	CYMBALTA gélules gastrorésistantes 30 et 60 mg
Amitriptyline	LAROXYL, ÉLAVIL comprimés 25 et 50 mg LAROXYL solution buvable 40 mg/ml (1 goutte = 1ml)
Clomipramine	ANAFRANIL comprimés 10 et 25 mg, comprimés sécables 75 mg
Amoxapine	DÉFANYL comprimés 50 et 100 mg
Maprotiline	LUDIOMIL comprimés 75 mg
Dosulépine	PROTHIADEN comprimés 75 mg, gélules 25 mg
Doxépine	QUITAXON comprimés sécables 10 et 25 mg, solution buvable 10 mg/ml
Trimipramine	SURMONTIL comprimés sécables 25 et 100 mg, gouttes à 4 %
Imipramine	TOFRANIL comprimés 10 et 25 mg
Iproniazide	MARSILID comprimés quadri sécables 50 mg
Moclobémide	MOCLAMINE comprimés 150 mg
Miansérine	ATHYMIL comprimés sécables 60 mg
Mirtazapine	NORSET comprimés 15 mg
Tianeptine	STABLON comprimés 12,5 mg
Agomélatine	VALDOXAN comprimés 25 mg
Vortioxétine	BRINTELLIX comprimés 5, 10, 15, 20 mg

Les anti-douleurs

On distingue les antalgiques non opioïdes, les antalgiques opioïdes faibles, les antalgiques opioïdes forts.

Les antalgiques non opioïdes

DCI	NOM COMMERCIAL
Floctafénine	IDARAC comprimés à 200 mg
Néfopam	ACUPAN solution injectable 20 mg/2 ml
Paracétamol	CLARADOL CAFÉINE comprimés à 500 mg DAFALGAN gélules et comprimés à 500 et 1000 mg sachets à 80, 150 et 250 mg solution buvable à 3 % suppositoires à 80, 150, 300 et 600 mg DOLIPRANE comprimés à 500 et 1000 mg sachets à 100, 150, 300 et 600 mg suppositoires à 80, 150, 200, 300 et 1000 mg suspension buvable à 2,4 % DOLKO comprimés et sachets à 500 et 1000 mg solution buvable à 60 mg/2 ml suppositoires à 80 et 170 mg EFFERALGAN comprimés effervescents à 500 et 1000 mg sachets à 80, 150 et 250 mg solution buvable à 3 % suppositoires à 80, 150 et 300 mg EXPANDOX comprimés à 500 mg GELUPRANE gélules et sachets à 500 mg PARALYOC lyophilisats oraux à 250 et 500 mg PERFALGAN solution pour perfusion à 500 et 1000 mg

Antalgiques antipyrétiques et anti-inflammatoires non stéroïdiens	
Acide acétylsalicylique	ASPEGIC sachets à 100, 250, 500 et 1000 mg ASPIRINE UPSA comprimés effervescents à 500 et 1000 mg ASPIRISUCRE comprimés à 400 mg CATALGINE sachets à 100 et 250 mg CLARAGINE comprimés effervescents à 500 et 1000 mg
Fénoprofène	NALGÉSIC comprimés à 300 mg
Ibuprofène	ADVIL comprimés à 100 et 200 mg suspension buvable à 20 mg/ml ADVILCAPS capsules à 200 et 400 mg ANTARENE comprimés à 100, 200 et 400 mg suspension buvable à 20 mg/ml EXPANFEN comprimés à 200 mg GELUFENE gélules à 200 mg NUREFLEX comprimés à 200 mg gélules LP à 300 mg NUROFEN, NUROFENTABS, NUROFENFLASH comprimés orodispersibles et capsules 200 et 400 mg SPIFEN comprimés à 200 mg UPFEN comprimés et comprimés effervescents à 200 mg
Kétoprofène	TOPREC comprimés à 25mg
Diclofénac	VOLTARENDOLO comprimés à 12,5 mg
Acide méfénamique	PONSTYL gélules à 250 mg
Naproxène	ALEVE comprimés à 220 mg

Antalgiques anti-inflammatoires inhibiteurs sélectifs	
Célécoxib	CELEBREX comprimés, granules à 100 et 200 mg ONSÉNAL gélules à 400 mg
Étoricoxib	ARCOXIA gélules à 30 et 60 mg
Parécoxib	DYNASTAT solution injectable (IV/IM) à 20 et 40 mg

Les antalgiques opioïdes faibles

DCI	NON COMMERCIAL
Codéine et dérivés	
Dihydrocodeine	DICODIN LP comprimés à 60 mg
Codéine	CODENFAN sirop à 1 mg/ml
Codéine associée	ANTARENE CODÉINE comprimés à 30 mg + ibuprofène 200 mg comprimés à 60 mg + ibuprofène 400 mg ASPÉGIC CODÉINE sachets à 25 mg + aspirine 500 mg CLARADOL CODÉINE comprimés à 20 mg + paracétamol 400 mg CODOLIPRANE comprimés à 20 mg + paracétamol 400 mg DAFALGAN CODÉINE comprimés à 30 mg + paracétamol 500 mg EFFERALGAN CODÉINE comprimés effervescents à 30 mg + paracétamol 500 mg KLIPAL CODÉINE comprimés à 25 mg + paracétamol 300 mg comprimés à 50 mg + paracétamol 600 mg LINDILANE comprimés 0 25 mg + paracétamol 400 mg PRONTALGINE comprimés à 20 mg + caféine 50 mg + paracétamol 400 mg

Tramadol	
Tramadol	BIODALGIC comprimés effervescents à 50 mg CONTRAMAL gélules à 50 mg solution buvable à 100 mg/ml CONTRAMAL LP comprimés LP à 100, 150 et 200 mg MONOALGIC LP comprimés à 100, 200 et 300 mg MONOCRIXO LP gélules à 100; 150 et 300 mg MONOTRAMAL LP comprimés à 100, 200 et 300 mg OROZAMUDOL comprimés orodispersibles à 50 mg TOPALGIC gélules à 50 mg solution buvable à 100 mg/ml, solution injectable IV TOPALGIC LP comprimés à 100, 150 et 200 mg ZAMUDOL gélules à 50 mg ZAMUDOL LP gélules LP à 100, 150 et 200 mg ZUMALGIC comprimés effervescents à 50 et 100 mg
Tramadol + Paracétamol	IXPRIM, ZALDIAR comprimés à 37,5 mg + paracétamol 325 mg

Les antalgiques opioïdes forts

Agonistes purs	
Fentanyl	DUROGESIC, MATRIFEN, dispositifs transdermiques matriciels LP ACTIQ comprimés à libération à 200, 400, 600, 800, 1000 et 1200 Transmuqueuse en application gingivo-jugale à 1400 et 1600 mg ABSTRAL comprimés sublinguaux à 100, 200, 300, 400, 600 et 800 mg EFFENTOTRA comprimés à libération transmuqueuse en application gingivo-jugale à 100, 200, 300, 400, 600 et 800 mg INSTANYL solution transmuqueuse nasale à 50, 100 et 200 mg
Hydromorphone	SOPHIDONE LP gélules à microgranules LP à 4, 8, 16, et 24 mg
Morphine orale	ACTISKENAN gélules LI à 5, 10, 20, et 30 mg MORPHINE COOPER solution buvable à 10 et 20 mg MOSCONTIN comprimés matriciels LP à 10, 30, 60, 100 et 200 mg ORAMORPH solution buvable à 20 mg/ml SEVREDOL comprimés LI à 10 et 20 mg SKÉNAN LP gélules à microgranules LP à 10, 30, 60, 100 et 200 mg
Opium + paracétamol	LAMALINE gélules, suppositoires
Oxycodone	OXYNORM, OXYNORMORO gélules LI, comprimés orodispersibles à 5, 10 et 20 mg OXYCONTIN LP comprimés matriciels LP à 10, 20, 40, 80 et 120 mg
Agonistes partiels	
Buprénorphine	TEMGESIC comprimés sublinguaux à 0,2 mg

Médicaments antihistaminiques et corticoïdes

DCI	NOM COMMERCIAL
Antihistaminiques, antiallergiques et anticholinergiques	
Alimémazine	THÉRALÈNE CP 5 mg, sirop, gouttes
Dexchlorphéniramine	POLARAMINE comprimés à 2 mg
Hydroxyzine	ATARAX comprimé à 25 mg
Prométhazine	PHENERGAN CP 25 mg sirop
Antihistaminiques antiallergiques non anticholinergiques	
Bilastine	BILASKA comprimés à 20 mg
Cétirizine	ZYRTEC comprimés à 10 mg et 20 mg
Desloratadine	AERIUS comprimés à 5 mg ou en sirop à 0,5 mg/ml
Ébastine	KESTIN comprimés à 10 mg
Fexofénadine	TELFAST comprimés à 120 mg et 180 mg
Lévocétirizine	XYZALL comprimés à 5 mg
Loratadine	CLARITYNE comprimés à 10 mg et en sirop 1 mg/ml
Mizolastine	MIZOLLEN comprimés à 10 mg TINSET comprimé à 30 mg
Rupatadine	WYSTAMM comprimés à 10 mg et en solution buvable à 1 mg/ml

Antihistaminiques hypnotiques	
Alimémazine	THÉRALÈNE solution buvable à 40 mg/ml et en gouttes à 4 %
Doxylamine	DONORMYL, NOCTYL comprimés à 15 mg
Prométhazine	PHENERGAN comprimés à 25 mg

Abréviations

ATU : autorisation temporaire d'utilisation ; les autorités sanitaires peuvent accorder une ATU à un médicament n'ayant pas encore été mis sur le marché mais dont l'efficacité et la sécurité sont fortement présumées par les essais thérapeutiques.

AMM : Autorisation de mise sur le marché.

DHA/EPA : L'acide docosahexaénoïque (DHA) et l'acide eicosapentaénoïque (EPA) sont deux des trois acides gras oméga-3.

HCT : hydrochlorothiazide.

Injections : IM, Injection intramusculaire ; IV, Injection en intraveineuse, SC, sous-cutanée.

LI : libération immédiate (action rapide du médicament).

LP : libération prolongée (le médicament diffuse très lentement en 24 heures).

REMERCIEMENTS

Même si ce livre n'a qu'un auteur, cet ouvrage est réalisé par plusieurs personnes qui ont contribué chacune à sa place, à la touche finale. Je tiens donc à remercier en premier lieu, Élisabeth Violleau et Aude Clavel pour leur travail de synthèse, de réécriture et de mise en page.

Merci à Julien Lannoy, brillant correcteur qui a su repérer les fautes de frappe et mettre les accents là où ils doivent être.

Mes remerciements vont aussi à Narimene Kebiri, Martine Maurand et Christine Champernau pour leur participation et leurs bons conseils. Enfin, pendant plusieurs mois, la bibliothèque de la faculté de médecine et de pharmacie de Paris m'a permis d'avoir accès à des thèses et des ouvrages qui ont enrichi mon livre. Je remercie le personnel de ce lieu d'enseignement pour leur accueil et leur disponibilité.

Et bien sûr, à Philippe Héraclès...

TABLE DES MATIÈRES

MIXTE
Papier issu de sources responsables
FSC® C003309

L'éditeur de cet ouvrage s'engage dans une démarche de certification FSC® qui contribue à la préservation des forêts pour les générations futures.

Pour en savoir plus :
www.editis.com/engagement-rse/

Cet ouvrage a été achevé d'imprimer sur Roto-Page par l'Imprimerie Floch à Mayenne en mars 2021
N° d'édition : 6523 – N° d'impression : 97869
Imprimé en France